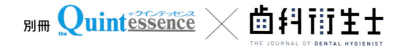

図解 みるみる理解できる スタッフ向け IOS入門

監著
星 憲幸

著
井上絵理香
川西範繁
北道敏行
鈴木美南子
藤﨑みのり
渡邊真由美

クインテッセンス出版株式会社　2024

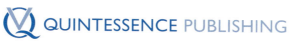

Berlin | Chicago | Tokyo
Barcelona | London | Milan | Paris | Prague | Seoul | Warsaw
Beijing | Istanbul | Sao Paulo | Zagreb

監著者のことば―歯科医療のデジタル化―

　歯科医療は長く歯科医師、歯科技工士、歯科衛生士の三者の技量により支えられてきました。しかし、医療における安全性、正確性、迅速性などが必須となり、どのようなレベルの医療人でもある一定以上の医療提供ができる必要性が求められてきました。そこで、医療に積極的にデジタル技術の導入がすすめられてきました。特に歯科では、理工学で発展してきたCAD/CAM技術を取り入れることで補綴装置製作を代表として歯科技工面での改革が進みました。CAD/CAMとはコンピューターを中心にして、補綴装置等の設計から製作までコンピューター上ですべて行うことが可能であり、人や器具器材による精度への影響が少なく、時間や材料の節約に有効な方法です。我が国、日本でも藤田らによる積極的な研究が進められ発展に寄与してきました。さらに、デジタルデータ採得に光学印象法を取り入れたことにより、簡便に安全で正確なデータ採得が可能となってきました。その機器がIOS（口腔内スキャナー）です。

　このIOSは、最初は簡単な歯冠補綴装置のための口腔内データ採得に使用してきました。本年に入っては、使用範囲がまだまだ限定的ですが保険収載され、ますます歯科医療に必須な機器となっています。現在では画像診断、外科手術、矯正治療やインプラント治療にも使用されているだけでなく、初診時にデータ採得することから、コンサルティングや歯科衛生士の口腔衛生指導への使用など、説明・指導系にも有効なツールとして使用されております。IOSは患者側、医療提供側の両方でさまざまな利点があり、小児から高齢者（要介護の方や認知機能に不安がある方などを含め）、障害者まで幅広く安全に使用できるため、今後の普及が一気に進むものと推測されます。

　本書では、IOSやデジタルデータを用いた治療をこれから取り入れたい方から日常使用しているがもっと深く知りたい方まで、皆様に満足していただける内容を、常日頃から使用して各部門で精通している方々に詳しくわかりやすく執筆していただきました。日常臨床でちょっと知っておくと助かるポイントはもちろん、準備から使用後の内容など、使用中以外の場面もすべて網羅しております。ぜひ、すべての歯科医療関係者に役立てていただけることを祈念し、読者の皆様の参考になれば幸甚の極みです。

2024年9月
星　憲幸
神奈川歯科大学 教授

Contents

監著者のことば―歯科医療のデジタル化― ……………………………………………… 3

監著者・著者一覧 …………………………………………………………………………… 10

PART 1 歯科におけるデジタルについて 11

星 憲幸

01 デジタルと私たちの生活 …………………………………………………………… 12

1. 日本におけるデジタル化の歴史 …………………………………………………… 12

2. デジタルを理解するための基礎用語 ……………………………………………… 13

02 歯科におけるデジタル化の利用現状と重要性 ………………………………… 14

1. 医療におけるデジタル化 …………………………………………………………… 14

2. 歯科におけるデジタル化 …………………………………………………………… 15

03 デジタル歯科治療に必要な主な機器 …………………………………………… 17

本別冊を読むにあたっての注意事項

本書では、修復・補綴治療、インプラント治療、アライナー矯正治療での印象採得や光学印象について、操作方法や注意点なども述べています。アシスタントワークや口腔衛生指導に関わるうえで、歯科衛生士が知っておきたい内容だからです。しかし、治療に直接関係する印象採得や光学印象採得は、歯科医師でないと行えません。

PART 2　IOS を理解しよう　19

川西範繁

01　IOSの基本知識 ⋯⋯⋯⋯ 20
　1. IOSの主な原理 ⋯⋯⋯⋯ 20
　2. 修復・補綴治療におけるIOS使用の有効性 ⋯⋯⋯⋯ 24
　3. 修復・補綴治療におけるスキャンデータの取り扱い ⋯⋯⋯⋯ 25

02　IOSの主な活用場面 ⋯⋯⋯⋯ 26
　1. 診断用ツールとして ⋯⋯⋯⋯ 26
　2. コミュニケーションツールとして ⋯⋯⋯⋯ 27
　3. 口腔衛生指導やフォローアップ用ツールとして ⋯⋯⋯⋯ 28

03　IOSの利点と欠点 ⋯⋯⋯⋯ 29

04　IOS使用にあたっての注意点 ⋯⋯⋯⋯ 31

05　IOSが有効な症例 ⋯⋯⋯⋯ 33

PART 3　IOS の準備　37

井上絵理香

01　IOS操作にあたって理解しておきたいこと ⋯⋯⋯⋯ 38
　1. スキャンデータ構築のしくみ ⋯⋯⋯⋯ 38
　2. スキャンデータの歪みとその原因 ⋯⋯⋯⋯ 40

02　IOSと周辺機器の整備 ⋯⋯⋯⋯ 42

Contents

PART 4　IOSの操作　　47

北道敏行

01	**IOSの事前準備** ……………………………………………………………… 48
02	**IOS操作に適した環境の整備** ………………………………………………… 51
	1. 照明機器の消灯 …………………………………………………………… 51
	2. 口唇・舌・唾液の排除 …………………………………………………… 52
03	**IOS操作時の注意点** …………………………………………………………… 54
	1. IOSの光源を患者さんの目にさらさない ……………………………… 54
	2. 使用後の滅菌方法は各機器に準ずる …………………………………… 54
04	**IOSの操作方法** ………………………………………………………………… 56
	1. スキャンパス ……………………………………………………………… 56
	2. IOSの把持方法 …………………………………………………………… 58
	3. スキャンの難所 …………………………………………………………… 60
05	**歯科臨床で求められるスキャンデータ** …………………………………… 62
	1. 修復・補綴治療に求められるスキャンデータ ………………………… 62
	2. 口腔衛生指導に求められるスキャンデータ …………………………… 63

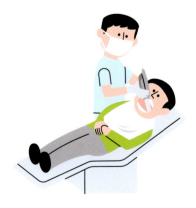
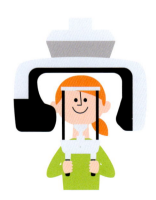
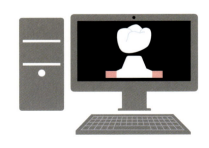

PART 5　IOSの使用後の取り扱い　69

渡邊真由美、鈴木美南子、藤﨑みのり

01 スキャンデータの取り扱い …… 70

1. スキャンデータの後処理 …… 70
2. スキャンデータの変換作業 …… 72
3. 変換したデータの保存と歯科技工所への送信 …… 73
4. 歯科衛生士と歯科技工士の連携 …… 74

02 IOSの滅菌・消毒 …… 75

1. 滅菌・消毒とは …… 75
2. 「スポルディングの分類」に準じた再生処理 …… 75
3. IOSの滅菌と消毒 …… 76

03 IOSの保管方法 …… 80

COLUMN

IOSを構成する部品と名称 …… 23

パソコンのスペックについて …… 43

IOSのう蝕検知補助機能の活用にあたって …… 65

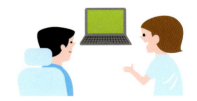

Contents

PART 6　歯科衛生士臨床における IOS の応用　　81

渡邊真由美、鈴木美南子、藤﨑みのり

01 コミュニケーションツールとしてのIOS ……………………………………………… 82

1. 初診患者さんへの活用 ………………………………………………………………… 82

2. 口腔内写真としての活用 ……………………………………………………………… 82

3. 印象採得としての活用 ………………………………………………………………… 84

4. 歯科恐怖症の患者さんへの活用 ……………………………………………………… 84

02 インフォームドコンセントでのIOS ……………………………………………………… 85

1. IOSとインフォームドコンセント ……………………………………………………… 85

2. ご家族への説明に ……………………………………………………………………… 86

3. 歯科衛生士業務とインフォームドコンセント ………………………………………… 86

03 メインテナンスにおけるIOSの活用 ……………………………………………………… 88

04 信頼関係構築としてのIOS ……………………………………………………………… 90

1. 客観的な事実として患者さんが受け入れやすい ……………………………………… 90

2. 提案した治療を前向きに検討してもらいやすい ……………………………………… 91

3. プラークコントロールの改善につながる ……………………………………………… 91

05 修復・補綴治療への歯科衛生士の関わり ……………………………………………… 92

06 IOSを活用したメインテナンスの実際 ………………………………………………… 93

1. スキャン前の器具の準備 ……………………………………………………………… 93

2. スキャナチップの選択と患者さんの登録 ……………………………………………… 94

3. オーダーシートの作成 ………………………………………………………………… 95

4. パソコン周辺機器の準備 ……………………………………………………………… 96

5. IOSによるスキャン …………………………………………………………………… 96

6. スキャンデータの後処理の実行 ……………………………………………………… 97

7. 口腔内状態の患者さんへの説明とセルフケア指導 ………………………………… 98

8. 患者さんへの資料提供 ………………………………………………………………… 99

PART 7 修復/補綴・インプラント・アライナー矯正治療における IOS の応用　101

北道敏行

01 IOSを活用した修復・補綴治療 …… 102
   1. チェアサイド完結型のCAD/CAM装置による即日治療 …… 104
   2. アウトソーシング型のCAD/CAM装置による治療 …… 105
   3. チェアサイド完結型とアウトソーシング型のCAD/CAM装置による治療 …… 107

02 IOSを活用したインプラント治療 …… 108

03 IOSを活用したアライナー矯正治療 …… 113

PART 8 その他　117

星 憲幸

01 将来展望（IOSとDX、使用範囲の拡充など） …… 118
   1. 今後のIOS活用 …… 118
   2. デジタル化の将来予想 …… 119

02 歯科医師、歯科衛生士、歯科技工士でのデータ共有化による新しい歯科治療への展望 …… 120
   1. デジタル化の働きかた変容 …… 120
   2. 歯科関連職種による歯科医療の変貌 …… 120

参考文献 …… 121
監著者・著者紹介 …… 122

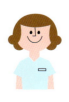

監著者・著者一覧

監著者

星　憲幸／神奈川歯科大学口腔デジタルサイエンス学分野 教授

著者(五十音順)

井上絵理香／神奈川歯科大学歯科診療支援学講座歯科技工学分野 診療科助手
　　　　　　神奈川歯科大学附属病院技工部 歯科技工士

川西範繁／神奈川歯科大学歯科補綴学講座クラウンブリッジ補綴学分野 講師
　　　　　(兼任)神奈川歯科大学附属病院補綴科クラウンブリッジ診療部門 診療科長

北道敏行／きたみち歯科医院 院長(兵庫県)

鈴木美南子／神奈川歯科大学歯科診療支援学講座歯科メンテナンス学 診療科助手、歯科衛生士

藤﨑みのり／神奈川歯科大学歯科診療支援学講座歯科メンテナンス学 診療科助手、歯科衛生士

渡邊真由美／神奈川歯科大学歯科診療支援学講座歯科メンテナンス学 診療科助手、歯科衛生士

PART 1

歯科におけるデジタルについて

星　憲幸

01 デジタルと私たちの生活

1. 日本におけるデジタル化の歴史

　日本において、デジタルという言葉が一般に知られてきたのは、デジタル腕時計やパソコンが販売された1970年台だと思います。その後、1983年にファミリーコンピュータのヒット、1990年台中盤にインターネットが普及して家庭にパソコンが、さらに2007年のiPhoneの出現により急速にデジタルが身近なものとして認知されてきました。近年では、コロナ禍の影響で、その躍進は著しいです**（図1）**。

　そして、医療におけるデジタル化も1970年台から始まって現在につながっています。2000年になって政府のIT基本戦略が始まり、医療分野のデジタル化が進められています。

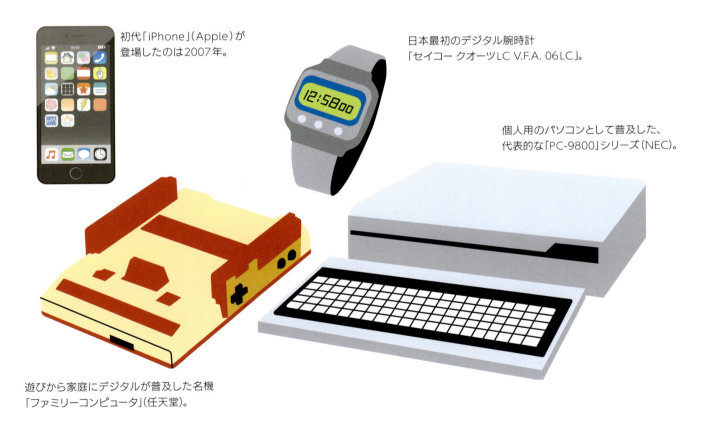

初代「iPhone」(Apple)が登場したのは2007年。

日本最初のデジタル腕時計「セイコー クオーツLC V.F.A. 06LC」。

個人用のパソコンとして普及した、代表的な「PC-9800」シリーズ(NEC)。

遊びから家庭にデジタルが普及した名機「ファミリーコンピュータ」(任天堂)。

図1　日本におけるデジタル化政策の歴史（総務省ホームページより）

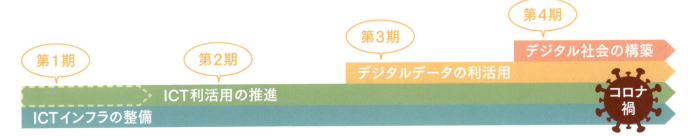

2. デジタルを理解するための基礎用語

医療分野でのデジタル化が進み、聞き慣れない言葉が登場してきています。主な用語を説明しておきましょう。

デジタイゼーション

アナログ作業のデジタル化。タブレットの導入や電子印鑑の採用など。

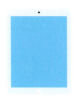
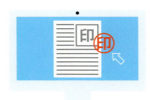

デジタライゼーション

プロセスのデジタル化。電子契約による業務のオンライン化など。

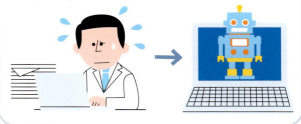

デジタルトランスフォーメーション（DX）

デジタル技術による製品・サービス・組織や働き方等の変革。在宅ワーク、オンラインスクールなど。

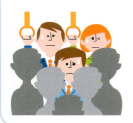
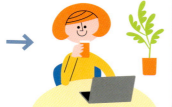

ICT（アイ・シー・ティ）

通信によりデジタル化された情報をやり取りする技術で、人とインターネットをつなぎ、人同士がつながる技術。SNS、電子カルテなど。

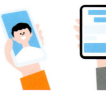

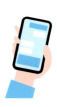

IoT（アイ・オー・ティ）

あらゆるものがインターネットにつながる技術。スマート家電や自動運転など。

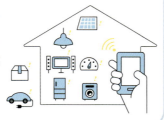

AI

人工知能。人の認識、知能などを人工的に再現すること。

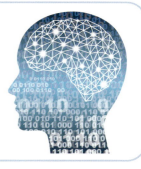

ビッグデータ

人間では全体を把握することが困難な、巨大なデータ群。

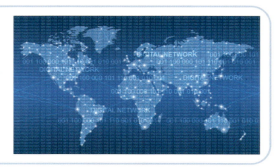

02 歯科におけるデジタル化の利用現状と重要性

1. 医療におけるデジタル化

政府によって「医療DX令和ビジョン2030」が提言されました（2022年）。その骨格は次の3つです。

❶ 全国医療情報プラットフォームの創設

大切な医療情報をクラウド間の連携・共有で一元管理します。

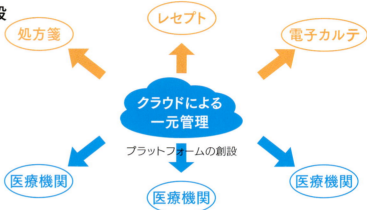

❷ 電子カルテ情報の標準化

医療機関での円滑な情報交換のための、厚生労働省による規格化です。

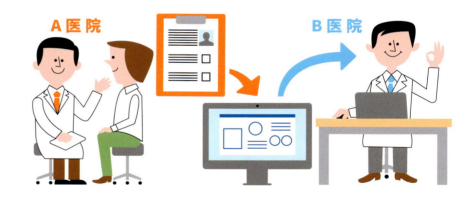

❸ 診療報酬改定DX

診療報酬改定での負担を軽減させます。

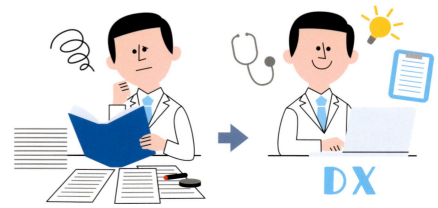

2. 歯科におけるデジタル化

歯科医療でデジタル化が進められる背景として、次のことが挙げられます。すでに現在は、❺を中心にデジタル歯科治療が発展してきており、その中心となるのがCAD/CAMであり、口腔内スキャナー（IOS：Intra Oral Scanner）です。

❶ 情報プラットフォームによるリアルタイムな情報共有で、安全安心な歯科医療の実現

たとえば処方薬の情報をデータ化すると、対応医療機関・薬局で共有できます。さらに患者さん自身でも閲覧が可能になります。

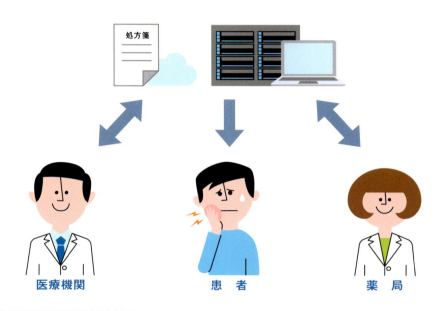

❷ 災害時の身元確認の情報共有

データベースに保管された情報からデンタルチャート等を作成し、災害時には迅速で正確な身元確認に利用できます。

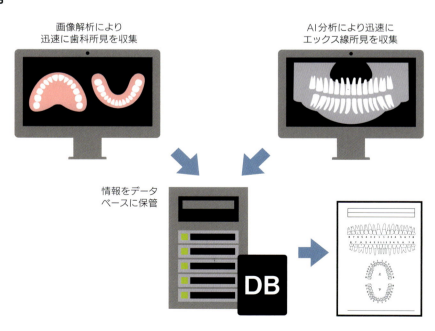

❸医療機関のエックス線等の情報共有により治療への流れが円滑化

医療機関の画像情報の共有ができるため、円滑な治療へとつながります。

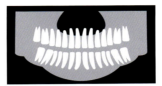
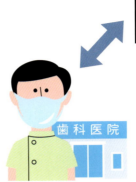
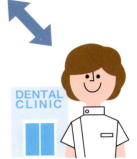

❹患者自身の口腔内状況の確認による健康維持

患者さん自身による口腔内状況の確認にも利用できます。

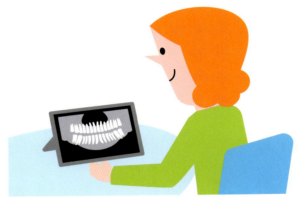

❺歯科技工士との連携強化でより早い治療体制を構築

デジタル化により、より早い治療体制を構築できます。

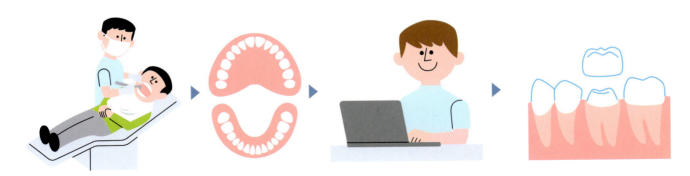

16

03 デジタル歯科治療に必要な主な機器

❶CAD/CAM

コンピュータを用い、補綴装置などを設計・製造するシステムです。

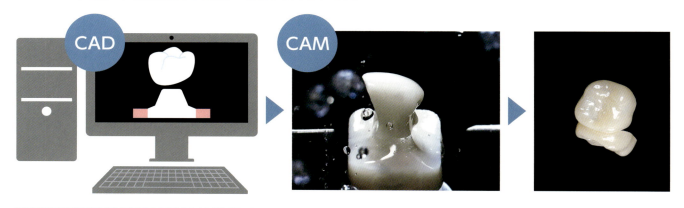

❷3Dプリンター

回転切削ではなく、樹脂等の材料を少しずつ固まらせて装置や模型を製作します。

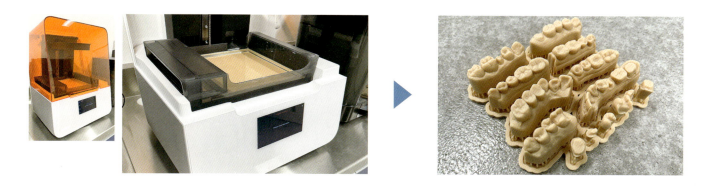

❸クラウド

ネットワーク経由でさまざまなサービスを受けられます。

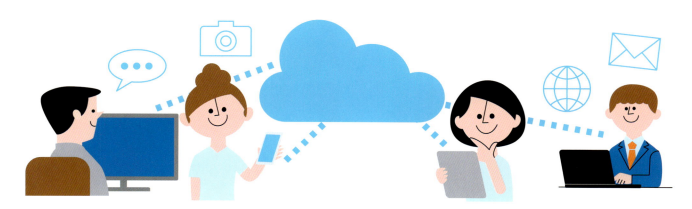

❹デジタルラジオグラフィー（DR）

　IOSとCAD/CAMで扱う際にはCTが主であり、FPD（フラットパネルディテクタ。検出器で昔のフィルムのようなもの）を用います。より少ないエックス線量で撮影が可能で、数秒でデジタルデータを得られます。

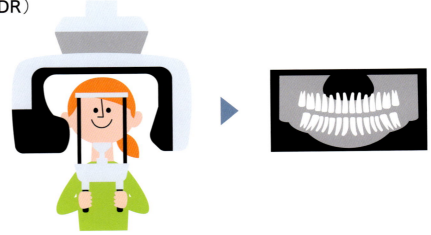

❺パソコン（PC）

　デスクトップ型とノート型とがあります。機動性や現在の高性能化でIOSにはノートパソコンが多く併用されています。デジタルデータを扱うために必須の機器です。

❻口腔内スキャナー（IOS：Intra Oral Scanner）

　小さなカメラを口に入れて撮影することで、CADで使用するデジタルデータを得ます。

❼モデルスキャナー

　石膏模型を計測してCADで使用するデジタルデータを得ます。

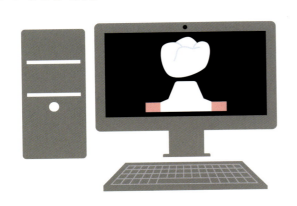
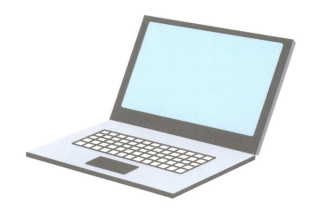
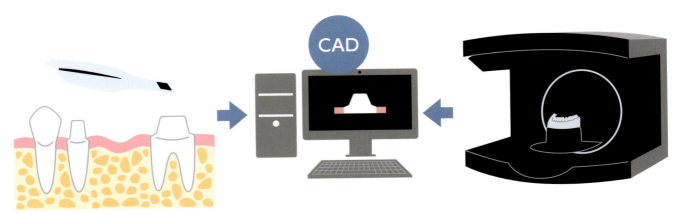

PART 2
IOSを理解しよう

川西範繁

注意：

本パートで示す、修復・補綴治療、インプラント治療に直接関係する印象採得や光学印象は、歯科医師でないと行えません。光学印象時の注意点等の記載を含みますが、アシスタントワークや口腔衛生指導で患者さんに関わるうえで、知っておきたい内容ですので解説します。

01 IOSの基本知識

1. IOSの主な原理

　口腔内スキャナー（IOS）は、患者さんの口腔内状態を立体的なデジタルデータとして記録する歯科用デバイスです（**図1、2**）。

　IOSの主な原理として光学センサーやカメラを使用して計測し、デジタルデータとしての模型を保存することができます。パターン投影法や位相シフト方式を用いた三角測量方式がひろく使用されています。また、フォトグラメトリーによって複数の画像を組み合わせることで、口腔内の三次元データを得ます（**表1**）[1]。IOSは高精度な口腔内の3Dモデルを取得し、歯科治療に応用することが可能となっています（**図3**）。

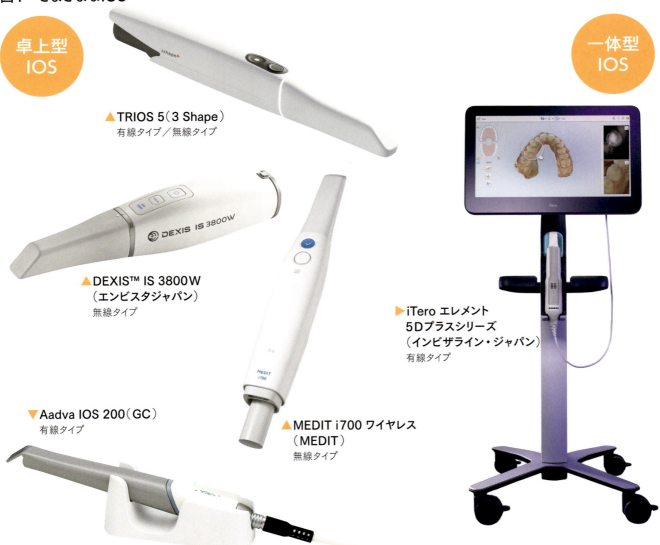

図1　さまざまなIOS

卓上型IOS

▲TRIOS 5（3 Shape）
有線タイプ／無線タイプ

▲DEXIS™ IS 3800W
（エンビスタジャパン）
無線タイプ

▼Aadva IOS 200（GC）
有線タイプ

▲MEDIT i700 ワイヤレス
（MEDIT）
無線タイプ

一体型IOS

▶iTero エレメント
5Dプラスシリーズ
（インビザライン・ジャパン）
有線タイプ

一般的に卓上型のIOSとモニター一体型のIOSが各社より販売されている。IOSを使用するパソコンには、ある程度高いスペックが必要となる（43ページ参照）。卓上型には有線タイプと無線タイプのものがあり、院内の環境を考慮して、どのタイプを選ぶかを検討する必要がある。

図2 修復・補綴治療が院内で完結できるシステム

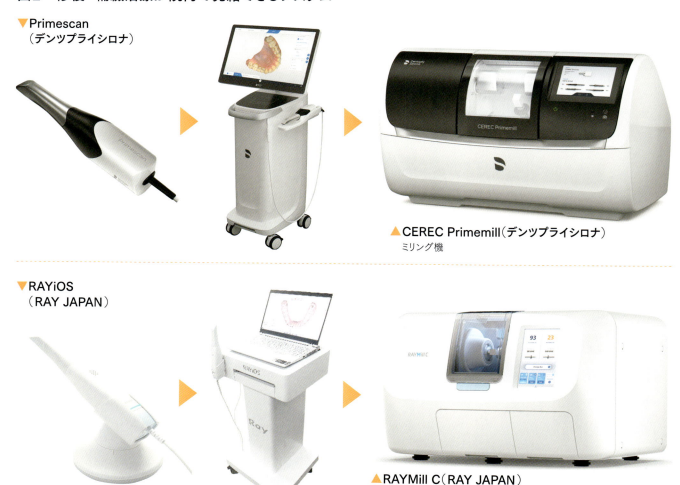

▼Primescan（デンツプライシロナ）

▲CEREC Primemill（デンツプライシロナ）
ミリング機

▼RAYiOS（RAY JAPAN）

▲RAYMill C（RAY JAPAN）
ミリング機

IOSによる画像を元に設計を行い、システムの流れに沿って修復・補綴装置の製作をチェアサイド完結型でできる。すなわち短時間で患者さんに提供することができる。その日に治療が完結できるシステム（One Day Treatment）もある。

表1 光学式三次元計測方式の分類

光学式計測法	アクティブ方式[*1]	三角測量方式	パターン投影法（光切断法）	ポイントレーザー、ラインレーザー、位相シフト、空間コード化、格子縞
			光干渉法	波動光学的干渉法 / ホログラフィー法
				幾何光学的干渉法 / モアレ法
		同軸方式	共焦点法	
			ホログラフィー法	
	パッシブ方式[*2]	ステレオ方式		
		SFX方式	モーション（SFM）、シルエット（SFS）、フォーカス（SFF）等	

＊1 アクティブ方式：光を照射し反射光を測定する。口腔内などの暗い場所でも安定した計測が可能。
＊2 パッシブ方式：環境光などを使用するため、広い範囲を自然な状態で観測できるが、口腔内のような暗い場所や照明条件が不十分な環境では精度が低下する。

IOSは通常、光学センサーやカメラを使用して口腔内の表面をスキャンする。光学的な原理に基づいて物体の表面の形状や輪郭が計測される。IOSによっては、パターン光を用いて口腔内の表面を撮影し、その変形を計測するものがある。IOSがパターン光を口腔内に投射し、その反射パターンをセンサーやカメラが読み取ることで、表面の形状を計測する。

参考文献1を引用改変

図3 IOSによる立体的なデータ構築のしくみ

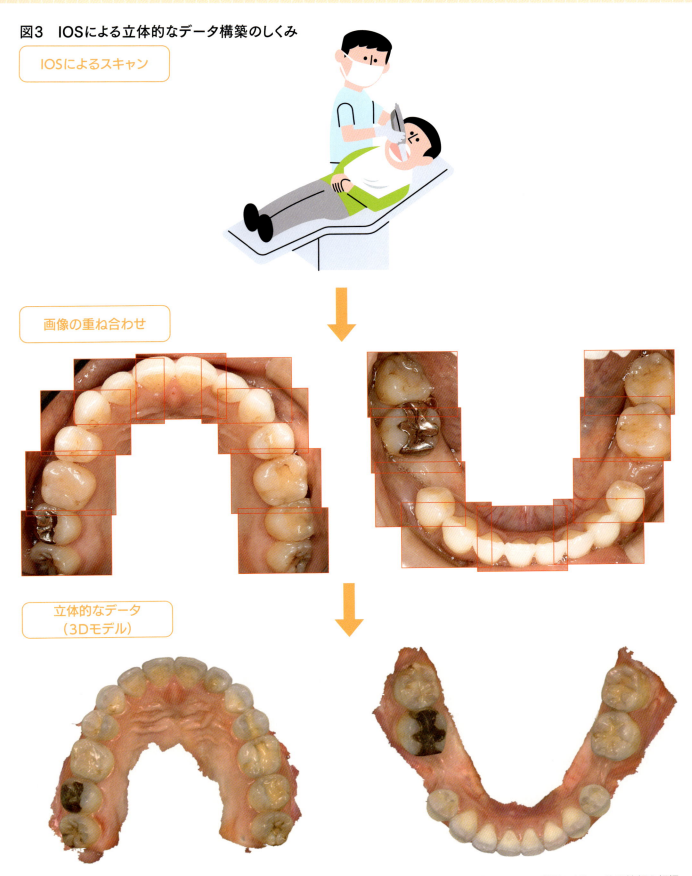

光学センサーやカメラで口腔内表面をスキャンし、複数の画像を組み合わせて三次元の形状を計測する。IOSの移動に対して位置情報を把握するためのトラッキングシステムが組み込まれている。画像の重ね合わせはリアルタイムで行われ、スキャンと同時に確認が可能である。これらの要素により高精度かつ迅速なデジタルデータの構築が可能となる（詳細はPART 3参照）。

COLUMN　IOSを構成する部品と名称

新たな機器ですので、聞き慣れない名称もあると思います。TRIOS 5（3Shape）の無線タイプを例に、IOSを構成する部品について整理しておきます。

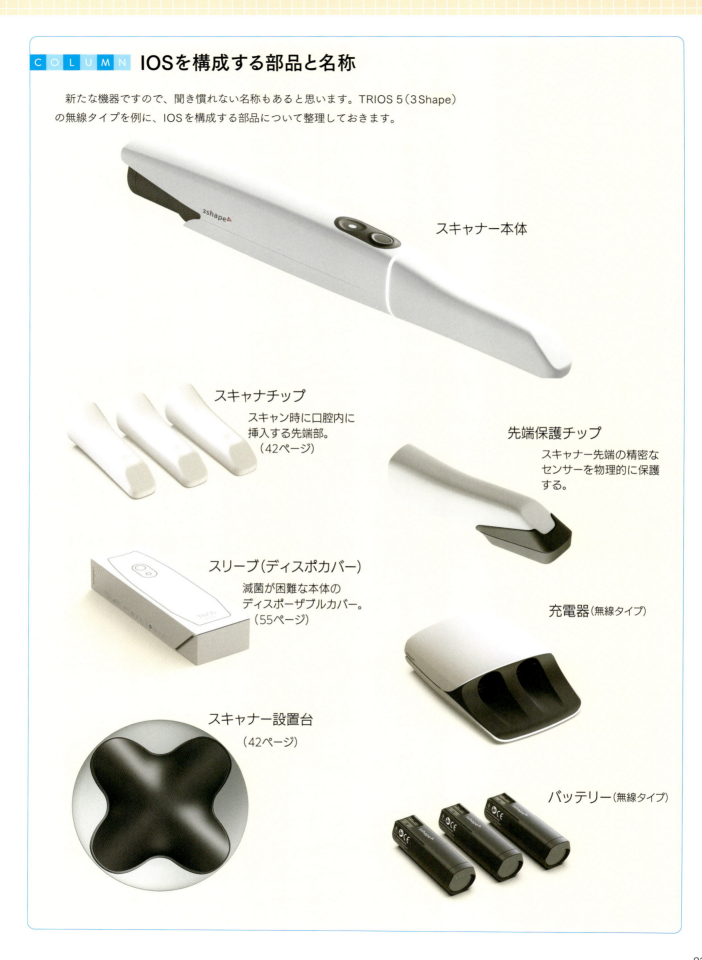

スキャナー本体

スキャナチップ
スキャン時に口腔内に挿入する先端部。
（42ページ）

先端保護チップ
スキャナー先端の精密なセンサーを物理的に保護する。

スリーブ（ディスポカバー）
滅菌が困難な本体のディスポーザブルカバー。
（55ページ）

充電器（無線タイプ）

スキャナー設置台
（42ページ）

バッテリー（無線タイプ）

2. 修復・補綴治療におけるIOS使用の有効性

　IOSによる光学印象は、従来のアルギン酸印象材等を用いた印象採得と比べ患者さんにかかるストレスが軽減することが報告されています[2]。印象用トレーを使用した場合よりも患者さんの口腔内の違和感は少なく、使用できる幅もひろがってきています。また、従来法よりも短時間での印象採得が可能です（図4、5）。

　さらに、スキャンを行う範囲にもよりますが、IOSで得られるデジタルデータは、シリコン印象材を用いて製作した石膏模型と比較して精度が同程度であると報告されています[3]。しかし、各社のIOSで用いるソフトウェアの影響や、自院で使用するハード（パソコン）のスペックの影響もあるため、十分な環境整備が必要です。

　スキャンデータは、口腔内の状態をそのまま写したカラーデータやモノクロデータで出力が可能なため、修復・補綴装置製作に有効なものを選んで使用することができます（図6）。

図4　シリコン印象とアルギン酸印象

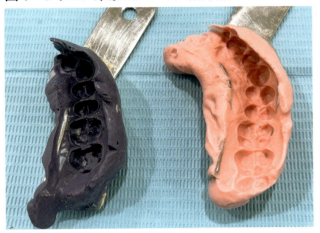

従来のシリコン印象やアルギン酸印象では、印象材の硬化時間や印象採得操作による患者さんの違和感が問題となることがある。

図5　光学印象

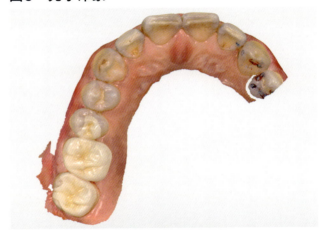

IOSを用いた光学印象では、印象材は使用しない。しかも短時間で操作ができ、口腔内の違和感も少ない。

図6　スキャンデータ

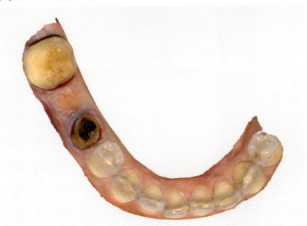
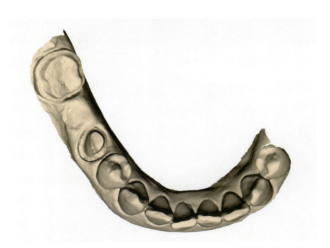

スキャンデータからは、カラーデータとモノクロデータを作成することが可能。修復・補綴装置の設計においてはより正確な形状が必要であるが、モノクロデータでも十分である。カラーデータを使用する場合は、処理する情報量も多くなる。前歯部などの審美領域の修復・補綴装置や、患者さんへの説明用のツールとしての使用であればカラーデータも有効である。

3. 修復・補綴治療におけるスキャンデータの取り扱い

IOSによって得られたスキャンデータは、主に歯科用CAD/CAMシステムと連携することによりクラウンやブリッジ、インプラントなどの修復・補綴装置の設計や製作に利用されます。

一般的なファイル形式としてSTL（Stereolithography）、PLY（Polygon File Format）、OBJ（Wavefront obj）、DICOM（Digital Imaging and Communications in Medicine）が挙げられます（73ページ参照）。これらのデジタルデータを用いて修復・補綴装置の設計を行う場合、クラウドや有線接続経由でCAMシステムへ依頼をかける方法や、スキャンデータをパソコンからUSBメモリなどの外部記憶装置を使用して、あるいはインターネット経由で技工所へ送ることにより、技工用CADソフトウェアでの設計、製作へ移るパターンなどがあります**(図7)**。

スキャンデータは患者固有のものであるため、患者さんのプライバシーの保護は必須です。

図7　スキャンデータの共有

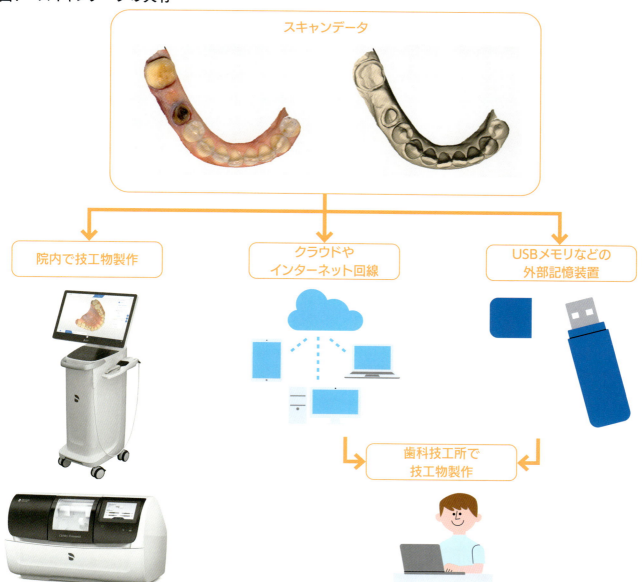

スキャンデータは通常、デジタル上でやり取りされ、クラウドや専用のデータ共有サービスを介してアップロードやダウンロードされる。医療データであるため、機密性が確保された安全な通信手段（暗号化など）で送受信することが不可欠である。

02　IOSの主な活用場面

1. 診断用ツールとして

　口腔内を立体的に捉えることは重要で、従来では口腔内写真や石膏模型を用いて診察・診断、治療計画立案、患者さんへの説明を行っていました(図8)。一方、IOSによるデジタルデータでは、カラーデータでの3Dモデル作成や、デジタルワックスアップ(デジタル上での最終的な咬み合わせなどのシミュレーション)を効率的に作成することができます(図9)。また、患者説明用ツールとしての機能も発揮することができます。詳細な形についてモノクロデータでも確認できるため、従来の法と比較して、より精密な診断をすることが可能です。

図8　診断用ワックスアップ(臼歯部)

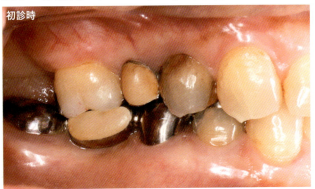
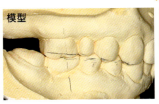
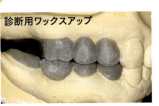
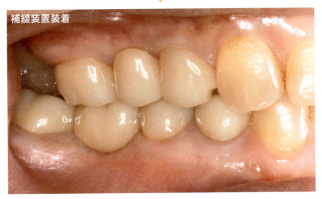

口腔内診察・診断、治療計画立案に至るまで、従来の方法では口腔内写真、石膏模型、診断用ワックスアップを用いてきた。診断用ワックスアップによる治療計画に患者さんからの同意が得られれば、その模型を使用してプロビジョナルレストレーションを製作する、もしくは印象採得を行い製作していく。

図9　デジタルワックスアップ(前歯部)

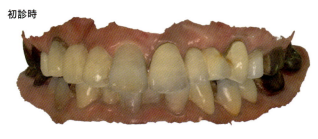
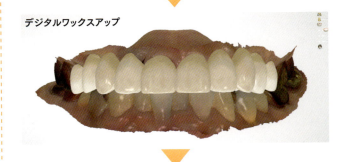
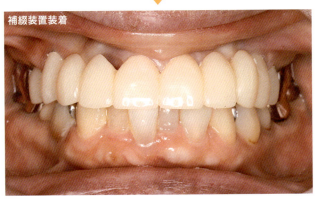

IOSを用いた場合、スキャンデータからデジタルワックスアップを作成し、患者説明を行う。カラーデータであるため、石膏模型と比較して直感的に受け入れることができる。患者さんからの同意が得られれば、PMMA製のブロックを削りだしてプロビジョナルレストレーションの製作が可能。従来法と比較して、使用する材料や時間の節約にもなる。

2. コミュニケーションツールとして

　治療は、患者さんの納得のもと進められるもので、それには患者さんの治療への理解を深めるためのコミュニケーションツールが欠かせません。そこで活用したいのがIOSによるスキャンデータです。

　スキャンデータは、治療後の状態をシミュレーション（デジタルワックスアップ）して見せられるので、治療を理解してもらうのに大変有効です（**図10**）。

　スキャンデータの色を変えることで口腔内写真やカラーデータではわかりにくい立体的な情報も伝えることができます（**図11**）。

図10　治療後のシミュレーション

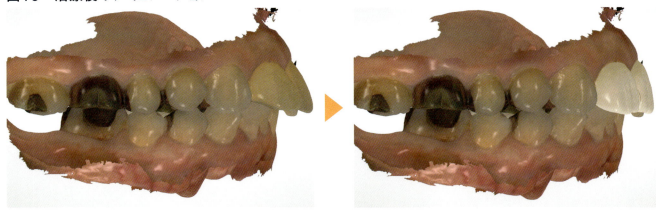

治療のゴールを患者さんと共有することで、これからの治療をスムーズに進めることができる。

図11　色を変えることで形がはっきりする

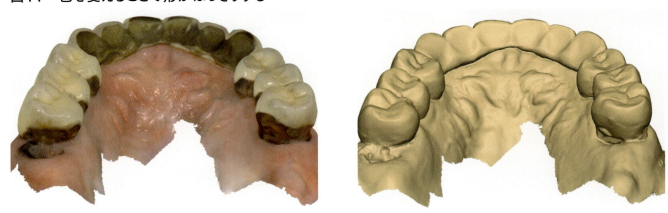

カラーデータからモノクロデータにすることで凹凸がはっきりすることもあり、患者さんへの説明にも有効。

3. 口腔衛生指導やフォローアップ用ツールとして

口腔衛生指導は鏡や模型を用いて行われてきましたが、それらの代わりとしてIOSによるスキャンデータを活用することができます（figure 12）。また、咬合接触状態など、治療前後の経過観察にも有効です（figure 13）。

図12　口腔衛生指導での活用

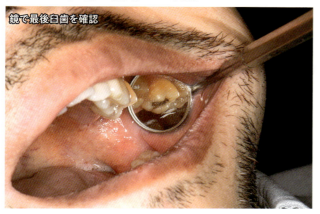
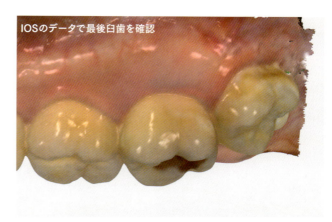

鏡での確認が困難な部位でも、IOSではデジタルデータで立体像をさまざまな角度より見ることができる。

図13　咬合接触状態の経過観察での活用

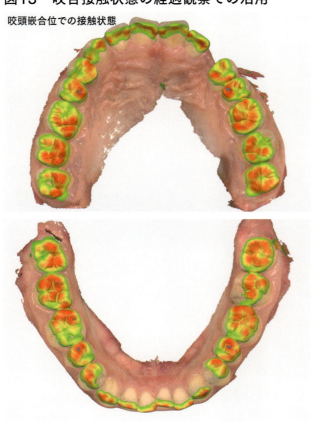
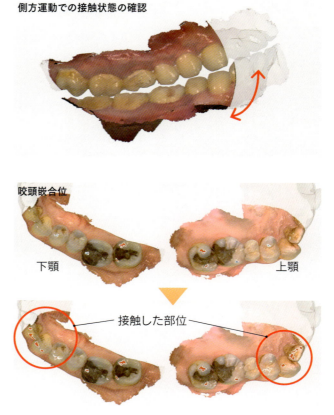

咬合接触状態を、スキャンデータ上でカラーでマッピング（印づけ）することができる。機種にもよるが、患者固有の顎運動をデータとして取得できるものもある。咬合接触の継続的な評価ができ、データとして保存することで治療後のフォローアップにも有効。

03　IOSの利点と欠点

　IOSはさまざまな場面で使用できるように日々アップデートされています。ただし、その中でも理解しておかなければいけない利点（図14〜17）と欠点（図18〜21）があります。

IOSの利点

❶ 従来の印象と比較して、患者負担が少ない（図14）　　❷ 高い精度で印象採得、咬合採得が可能（図15）
❸ リアルタイムでデジタルデータを確認できる　　　　　❹ データでの保存と共有が可能
❺ 患者さんとのコミュニケーションツールとしての応用が可能（図16）
❻ 従来法よりも使用する器具や材料を少なくできる（印象採得時の器具や材料）（図17）

図14　印象採得時、患者さんへの負担が少ない

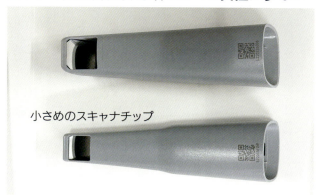

従来の印象採得では印象材の硬化時間や印象用トレーによる患者さんの違和感などがあった。また、嘔吐反射が強い方や小児では注意が必要であった。機種にもよるがIOSのスキャナチップは、比較的小さいものもある。従来法と比較し患者負担が少ない。

図15　高い精度で印象採得、咬合採得が可能

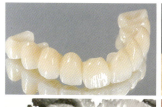 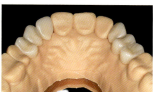
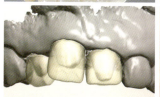 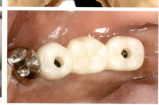

IOSは高解像度のセンサーを用いて口腔内状態のデジタルデータを得る。これにより高い精度の修復・補綴装置を製作することが可能。また、インプラント治療や矯正治療にも応用できる。

図16　コミュニケーションに応用できる

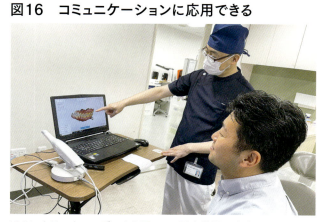

IOSによるスキャンデータを用い、口腔内状態を多方面から見せて説明することが可能。これにより治療計画や口腔内の問題点を患者さんに視覚的に説明することができる。また、カラーデータによる保存が可能な機種では、患者さんの理解度をさらに深められる。

図17　使用する器具や材料が少ない

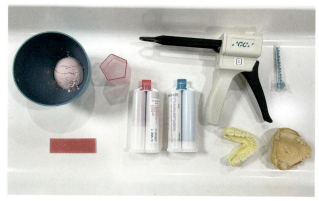

従来の印象採得では、アルギン酸印象材や寒天印象材、シリコン系印象材など、準備する器具・材料が多かった。IOSを用いた光学印象ではこのような準備は必要ない。また、印象材や石膏等を用いないため、材料の性質による変化がないのも利点である。

IOSの欠点

❶ 導入コストが高額になる
❷ IOS使用のトレーニングが必要（図18、19）
❸ 維持管理コストがかかる
❹ すべての症例での適応は困難（図20）
❺ スキャンデータが、口腔内・外の環境からの影響を受ける（図21）

図18　IOS使用のトレーニングが必要

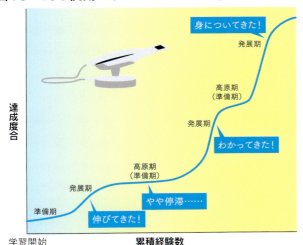

学習曲線。学習の進歩や速度、学習の容易さなどを視覚的に理解するのに役立つ。IOSのスキルや知識を習得するまでには、ハンズオントレーニングや異なる症例などによる経験を重ねることが必要となる。導入後にすぐに使用できるが、スキャン精度を上げるためには継続したトレーニングが必要である。

図19　IOS使用のトレーニングが必要

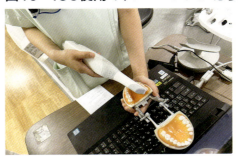

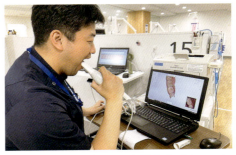

スキャンの理論だけでなく、IOSを使用して実践形式でトレーニングすることが重要。患者さんの口腔内でスキャンする前に、模型や自身の口腔内でスキャンを行い、実際の使用感を知る必要がある。

図20　すべての症例での適応は困難

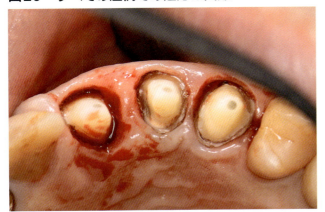

IOSはさまざまな症例に対して使用可能であるが、適さない症例もあることを覚えておく必要がある。たとえば、深い歯肉縁下にフィニッシュラインがあるような症例や、炎症や出血がある症例ではデータへの影響が大きくなり適さないことがある。

図21　口腔内・外から影響を受ける

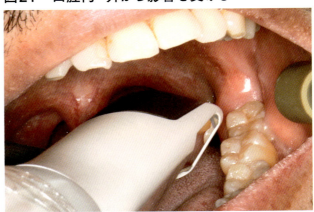

IOSによる光学印象採得では、唾液や歯肉溝滲出液、呼気、口唇、舌などさまざまな口腔内環境の影響を大きく受ける。口腔内へのスキャナチップの位置付けやアシスタントワークでは注意が必要。

04 IOS使用にあたっての注意点

　IOSを使用するにあたっては、診療室での準備、口腔内での使用、スキャン後のデジタルデータの取り扱いなどと注意すべき場面が多岐に渡ります。**図22〜28**に概論的なものを挙げます。より臨床的な操作時の注意点は、**PART 4**を参照ください。

図22　注意点❶ スキャン前に患者さんへの説明を

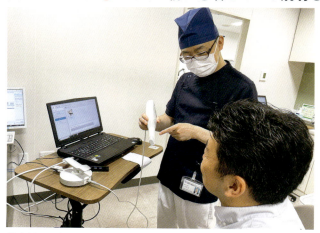

従来法と同様、IOSを使用する場合も患者さんへの説明が必要。どのような機器を使用し、口腔内ではどのように操作しているかなどを簡単にお伝えする。

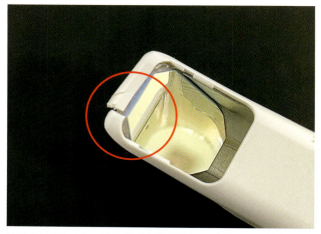

IOSのスキャナチップの多くはプラスティック性のものが多い。患者さんに対して使用方法や口腔内にどのように入れるかを十分に説明していない場合、意図しない患者さんの動き（咬合など）によって器具の破損につながることもあるので注意したい。

図23　注意点❷ スキャン前に口腔内環境を整える

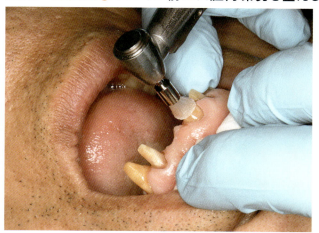

最終的な修復・補綴装置の製作では、従来法、光学印象に関わらず印象採得の前にプロビジョナルレストレーションを製作する必要がある。また、プラークなどがスキャンデータに影響を及ぼすこともあるため、スキャン前には歯面清掃を行っておく。

図24　注意点❸ 使用者は十分なトレーニングを

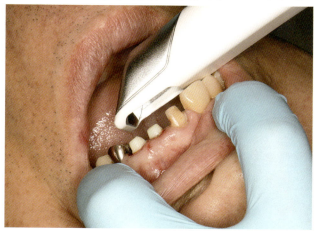

患者さんの口腔内でIOSを用いる前には十分なトレーニングが必要。歯とIOSのスキャナチップとの位置関係やスキャンパス（56ページ）などをあらかじめ確認しておく。また、歯科用ユニット周りでのスキャナーの配置やスキャン時のアシスタントワークなども撮影に影響する場合があるため注意する。

図25　注意点❹　使用目的に応じたスキャン範囲を確認する

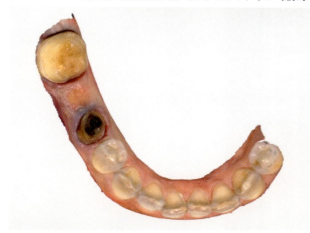

症例や使用目的によってスキャン範囲は変わるため、範囲を確認したうえでスキャンする。片側の少数歯の修復・補綴装置製作であれば全顎のスキャンは不要。患者固有の咬合様式を確認したい場合は反対側の犬歯（ガイド歯）などを含むようにスキャンする。

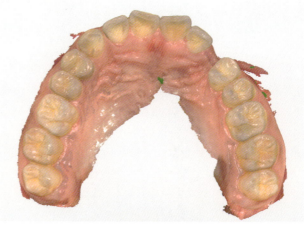

患者説明用や口腔衛生指導用を目的とする場合、全顎をスキャンするとよい。また両側にまたがるブリッジなどの症例でも必要となる。スキャン中にデータのずれがないかを確認し、できる限り撮影枚数は少なくすることを意識するとよい。

図26　注意点❺　使用環境（チェア周囲）を確認する

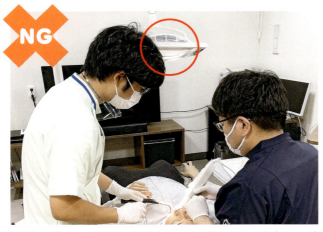

IOSによる光学印象では、口腔内の環境を整えるのと同時に、口腔外、すなわちチェア周辺の環境などもよく検討する。光の反射を応用してデータを取る性質上、特にライティングには注意が必要。写真のように無影灯を点灯した状態でのスキャンは避ける。

図27　注意点❻　随時データを確認する

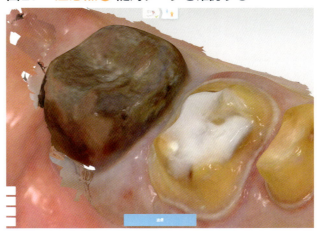

支台歯等のスキャンデータを採得した際には、フィニッシュラインが明確であるか、随時データの確認を行う。適切なデータであるか確認をした後に補綴装置製作へ移行する。

図28　注意点❼　IOSのキャリブレーションを行う

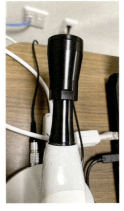 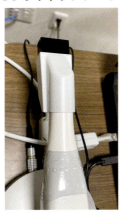 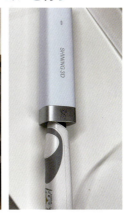

IOSの使用前にはキャリブレーションが必要で、キャリブレーションを行うことで正確なデータ採取が可能となる。なお、その方法については各種機器が設定する方法にのっとり行う。近年では、キャリブレーションを不要とする機種も登場してきている。

05　IOSが有効な症例

　IOSを用いればどんなケースでも精度の高い治療が行えるかというと、そうではありません。光学印象に適した症例が、歯科医師によって選択される必要があります(図29〜37)。

　まず、嘔吐反射が強い患者さんや高齢者、障害を持つ患者さんなど、従来の印象採得が難しいケースではIOSを活用するとよいでしょう。
　インレーやクラウン、ブリッジ、インプラント治療では、

図29　IOSが活用されるさまざまな修復・補綴治療

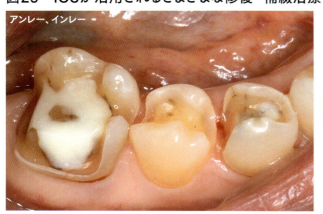
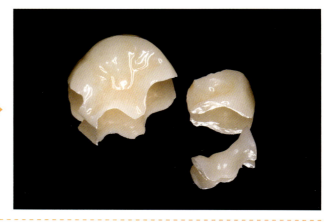
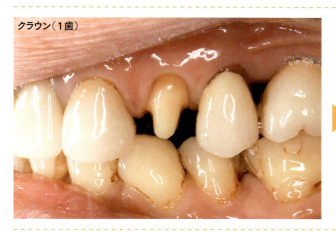
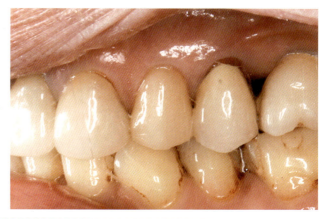
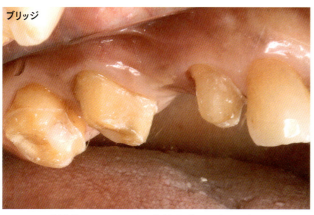
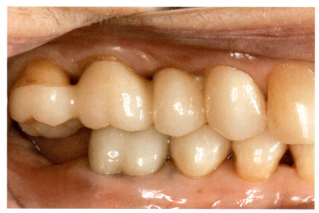

IOSは、1歯単位のクラウンから複数歯ブリッジまで応用範囲はひろがってきている。しかし従来のシリコン印象などでは可能であった歯肉縁下などは、光学印象では少し困難となる。フィニッシュラインの設定に注意し、印象時の歯肉圧排を確実に行うことが基本。

症例選択にあたり考慮すべきことが多いので、症例を十分に吟味します。そうすることで、修復・補綴装置等の適合性が向上し、IOSを用いた治療の精度が高まります。また、デジタルデータ上で修復・補綴装置の設計やプロビジョナルレストレーションのデザイン（デジタルワックスアップ）ができるという点から、審美的要求の高いケースにも適しています。

近年では、特にアライナー矯正治療でもIOSは有効活用されています。

図30　フィニッシュラインが歯肉縁上にあるケースでの活用

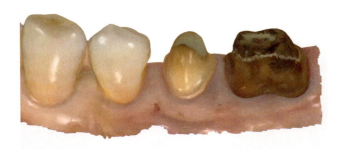 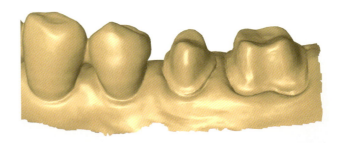

補綴治療時の光学印象では、フィニッシュラインの設定は歯肉縁上もしくは同縁が望ましい。また、従来法と同様に歯肉圧排を行うことが推奨される。

図31　フィニッシュラインが歯肉縁下にあるケースでの注意点

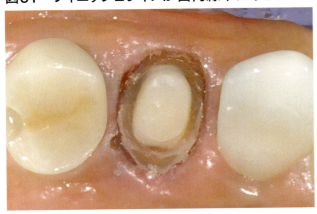 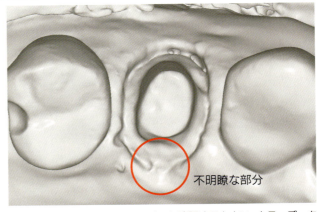

フィニッシュラインが歯肉縁下にある場合も光学印象は可能であるが、モノクロデータでフィニッシュラインを確認するとよい。カラーデータでは印象が十分に採れているように見えても、モノクロにすると不明瞭な部分を確認できることがある。

図32　ロングスパンブリッジ製作での活用

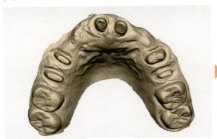 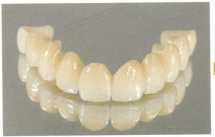 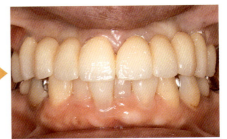

全顎印象採得が必要な両側にわたるロングスパンブリッジの製作にも、IOSは活用可能。ただし、左右にわたるひろい範囲の印象であることを理解し、ずれなどには十分に注意する。

図33　プロビジョナルレストレーション製作（デジタルワックスアップ）での活用

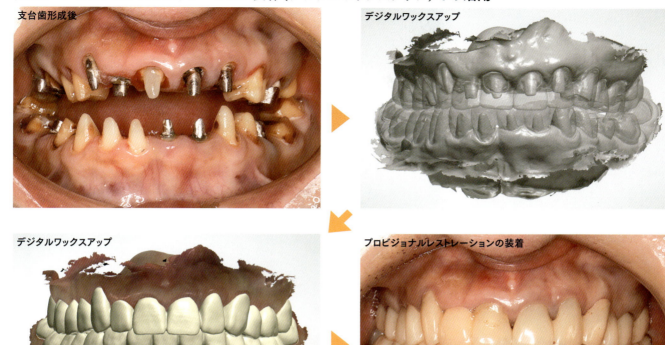

全顎的な補綴治療を行う場合、従来法ではプロビジョナルレストレーションから最終補綴装置、もしくはセカンドプロビジョナルレストレーションへの移行時に、咬合器（クロスマウント法など）を使用する必要があり、術者のスキルが影響することが多かった。一方、IOSを用いた場合は、従来法と比べエラーを比較的少なく進めることが可能。

図34　審美的要求の高いケースでの活用

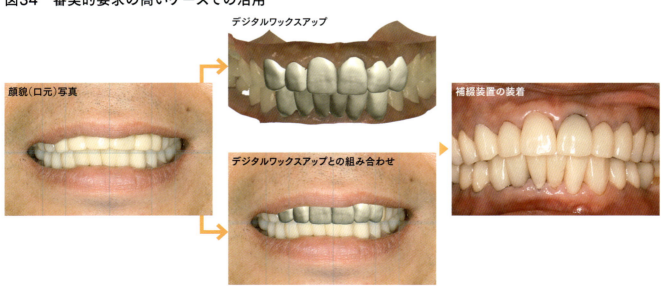

前歯部などの審美的要求が高い部分の補綴治療では、診断用ワックスアップだけでは患者さんの理解を深めることは難しい場合がある。一方スキャンデータは、専用のソフトウェアや各機種に組み込まれているソフトウェアによって、顔貌写真やフェイシャルスキャナーによるデータとの組み合わせができるため、患者さんのニーズに合わせたイメージ像を見せることができる。

図35 模型製作でのIOSの活用

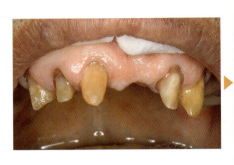
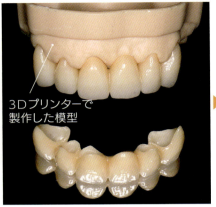
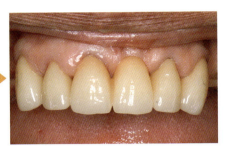

修復・補綴治療にIOSを活用することによって、従来用いてきた石膏模型は不要となる。隣在歯、ポンティック歯肉形態の確認に模型が必要な場合は、3Dプリンターで模型製作も可能。

図36 サージカルガイド製作・インプラント埋入での活用

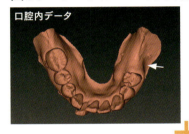
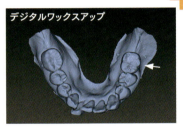
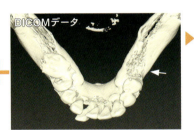
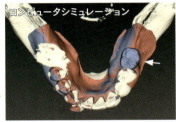
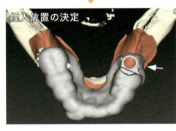

従来であれば石膏模型にワックスアップを行い、術前に上部構造のシミュレーションをして、サージカルガイドを製作していた。IOSを活用することで、口腔内のスキャンデータとCBCTによるデータを組み合わせることができ、上部構造のデザインおよびサージカルガイド製作への移行がスムーズになる。

図37 上部構造製作での活用

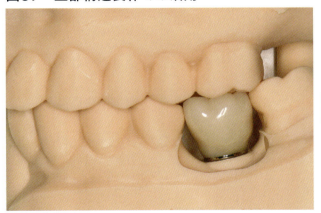
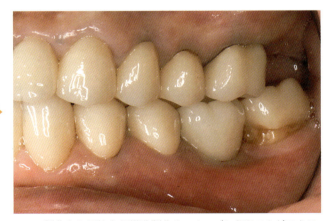

IOSを用いることで、インプラント治療におけるプロビジョナルレストレーション製作から最終上部構造製作をスムーズに行うことができる。ただし、欠損の範囲によっては従来法の選択の検討も必要な場合がある。

PART 3
IOSの準備

井上絵理香

01 IOS操作にあたって理解しておきたいこと

1. スキャンデータ構築のしくみ

　歯科医療で歯科用CAD/CAMシステムは、初期では技工分野での使用のみでしたが、歯科界のデジタル化の黎明期の訪れにより、現在では患者さんの口腔内印象採得の1つとして定着しつつあります。

　技工サイドで使用しているモデルスキャナーでのスキャンは、X-Y平面が規定された計測用ステージに固定し、計測テーブルが動くことで全体のデータを得ています（図1）。これに対し口腔内スキャナー（IOS）による情報の取得には、固定されていない患者個々の口腔内に術者がスキャナー開口部をあてがう操作が必要です（図2）。

　初期のIOSは、口腔内を連続撮影して画像から読み取った座標データを重ね合わせることでデータを構築しており、インレー窩洞や支台歯と隣接面の形状の計測に限界がありました。しかしながら近年のパソコンの処理能力向上により、計測したデータを三次元処理し、同じ形状と認識した部分のデータだけを使用してデータをつなぎ合わせていくことで、歯列全体のスキャンが可能となりました（図3）。

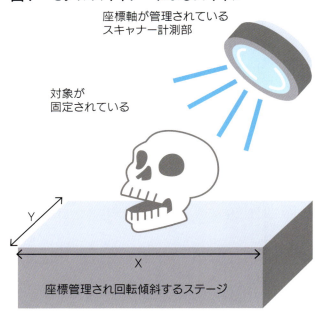

図1　モデルスキャナーによるスキャン

一般産業をベースに開発された歯科で使用するモデルスキャナーは、石膏模型の計測に特化しており、自動的に計測ステージが回転・傾斜することで、全面のデータを効率よく正確に取得することができる。

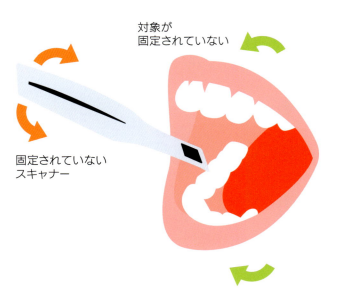

図2　IOSによるスキャン

チェア上の患者さんの口腔内にIOSのスキャナチップを挿入し、スキャナー開口部を歯列弓に沿わせて撮影することでデータを採得。IOSも口腔も座標は固定されておらず、採得したデータを瞬時に処理し、既存のデータに付随させていく。

図3　IOSでは複数の写真を重ね合わせてスキャンデータを構築する

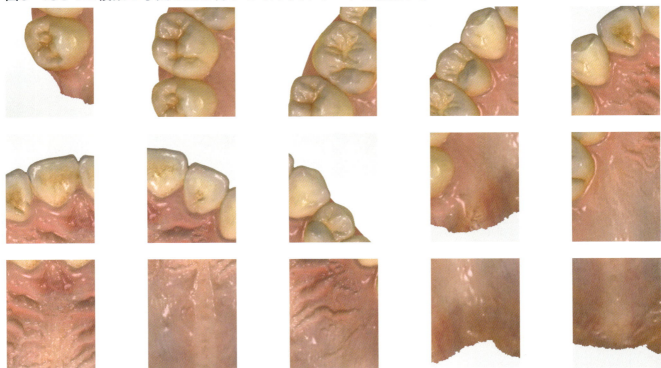

↓ 1つ1つは小さいパズルのようなピース。複数の写真をパズルのように重ね合わせ大きなデータを再現する。

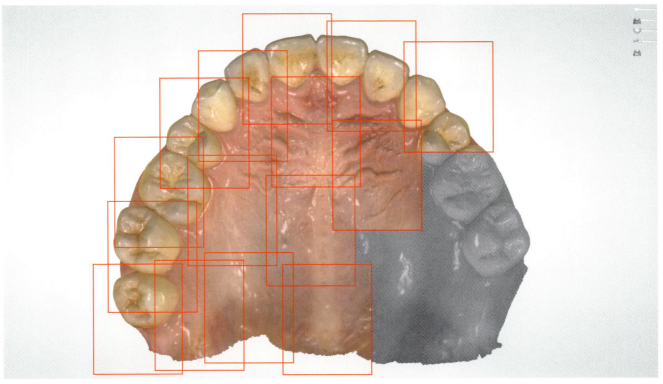

データの構築方法はいくつか種類があるが、少量のデータを重ね合わせて大きなデータを構築していく方法は、どのIOSシステムにも採用されている方法である。なお口唇や舌、頬粘膜などの軟組織をスキャンしても、ソフトウェア内AIにより自動削除されるが、広範囲に及ぶ場合はデータ処理に時間がかかり、データ構築遅延の要因にもなりえる。

2. スキャンデータの歪みとその原因

　IOSでデータを重ね合わせていく際、情報量が少なくてもデータ構築ができることはありますが、「無理やり同じデータを重ね合わせている」状態なので、データに歪みが生じ変形する場合もあります（**図4**）。データが歪んでしまった場合は、構築し直すのが困難であるため時間がかかります。その場合はそのスキャンデータを削除し、最初からスキャンをやり直したほうがよいでしょう。患者さんの負担も軽くてすみます。

図4　さまざまなスキャンデータの歪み

●部分的にスキャンされていない
スキャンデータ量不足のまま進めていくと、部分的にスキャンされていない箇所がでる

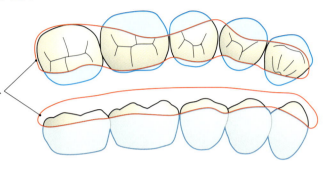

●変形している
スキャンデータ量不足のまま進めていくと、データを重ね合わせて3Dデータ構築時に誤差が出て変形する

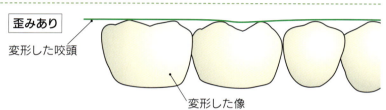

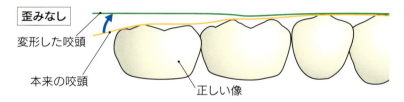

●重ね合わない
一定の部分でデータが重ね合わない場合、データ全体に歪みが生じている可能性が高い

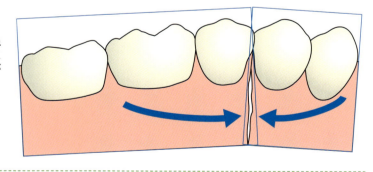

●画像がずれている
咬合採得時、スキャンのスピードが遅かったりすると、データとのマッチングが甘くなることもある。慣れないと見分けるのは困難である。

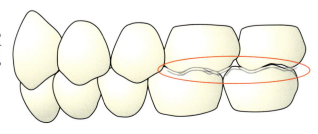

スキャンデータ量が少ないまま無理に他の部位をスキャンし続けると、3Dデータ構築時に誤差が出て変形したデータができあがることがある。

スキャンデータが歪む原因としては、データ量が少なく、無理に同じデータを重ね合わせていることの他に、「スキャンの進め方」も深く関係しています。では、シンプルな2D（二次元）のデータを使って説明していきましょう。

ぶどうのイラストを描くにあたり、「下書きがない」「描き始めの部分から精密に描く」という条件があったとしましょう。どのような順番で描いていくでしょうか**（図5）**。このような条件下では、周りから描き始めて中央部分で辻褄を合わせていくのは困難です。端から少しずつ描き足して端まで仕上げていくほうがうまくいくでしょう。IOSでの撮影にも同じことがいえます。正確なデータを採得できるかは、術者の技術に左右されます。PART 4にあるスキャンの手順（スキャンパス）を厳守すれば、今回示したようなデータの歪みは生じにくいと考えます。

このように、IOSを使用して口腔内をスキャンする際には、どのようにデータが構築されていくかを理解できていると、IOSの取り扱いや操作も理論的に進めることができます。そして誰が使用しても一定レベル以上のクオリティのデータ採得につなげられるでしょう。

図5　スキャンの進め方によっても歪みは生じる

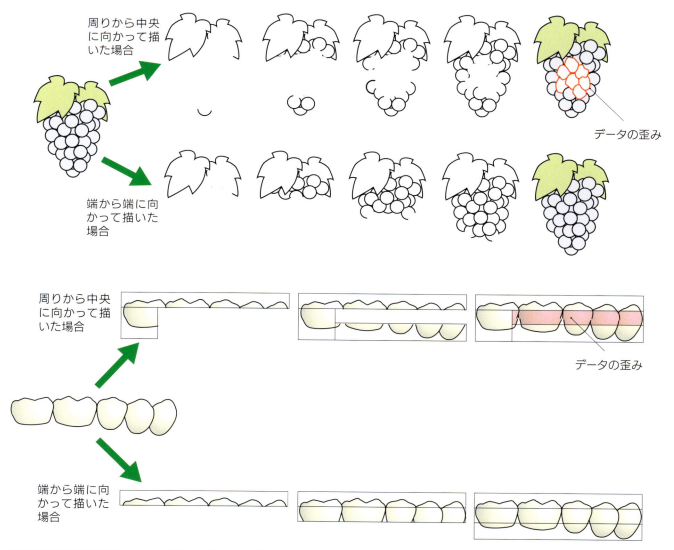

絵を描く際に端から進めていき、最後に中央部分で辻褄を合わせていくのはかなり困難。2Dで難しければ、3Dではさらに困難であることが想像できる。確実に進めていくのであれば、推奨されているスキャンパスで端から端へと進めていくほうがよい。

02 IOSと周辺機器の整備

IOSを使用するにあたっては、次のものが必要です。

❶ IOSとアクセサリ

各社より販売されているIOSはそれぞれ、スキャナー本体の形状や重量、センサーの精度や小型化、スキャナーの計測原理、スキャナチップ、開放部に対するスキャンエリアの角度など各々特徴があります。ドングル、キャリブレーションチップやスキャナー設置台などのアクセサリは、本体購入時に付属されています（23ページ参照）。

❷ パソコン

ソフトウェアを使用するにあたり専用のパソコンを用意します。口腔内のスキャンと同時に、計測したスキャンデータをリアルタイムで処理して3Dモデルを生成していくため、高性能な処理能力のあるパソコンが必要です。なお、各社が推奨スペックを公開しています。

❸ ソフトウェア

各社が提供するそれぞれのIOS専用のソフトウェアによって、IOSで取得したデータから立体的なデータを生成します。スキャンのためだけでなくデータの編集や治療計画の確認、簡易的なデモ画面の作成などが可能なソフトウェアもあります。

❹ モニター

口腔内のスキャンデータの詳細な確認には、高解像度で色再現性に優れたモニターが必要です。採得したデータを患者さんとともに見ながら話すこともあるため、術者からだけではなく患者さんからも見える位置に移動・設置できたほうが望ましいです。

❺ バックアップシステム

患者さんの情報やスキャンデータを保護するためのバックアップシステムを構築し、定期的かつ確実にデータを確保する必要があります。

バックアップとは、重要なデータやシステムの設定をも保護し、データの損失やシステムの障害から復旧するための重要な手段です。ハードディスクの故障、ウイルス攻撃、誤ってファイルを削除した場合などにも役立ちます。

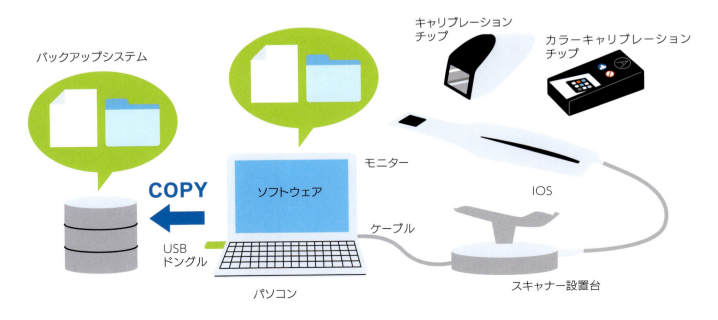

COLUMN **パソコンのスペックについて**

IOSの購入時に、各社が推奨するパソコンを購入できることが多いです。パソコンを用意する際は以下のスペックに留意する必要があります。

❶プロセッサ（CPU：Central Processing Unit）

パソコンの「頭脳」といえる部分で計算やデータ処理を担当します。デジタル処理が必要な作業をこなす役割があり、性能が高いほど処理が速くなります。「［CPU名］［世代］以上のもの」という推奨のされ方が多いです。

❷メモリ

メモリは一時的にデータを保存する場所で、実際に作業中のデータやプログラムが格納されます。大きなスキャンデータを扱う際は、データを同時に処理する必要があるため、メモリの容量が十分であることが重要です。

❸グラフィックスカード（ボード）
（GPU：Graphics Processing Unit）

3Dデータの画像や動画の処理を担当し、IOS用パソコンには必須なものです。一般的にNVIDIA GeForce GTXやAMD Radeonシリーズなどが使われます。高解像度のモデルや大きなスキャンデータを扱う場合には、性能の高いグラフィックスカードを用いるのが望ましいです。プロセッサとの組み合わせによっては干渉が起き、パーツの性能が発揮されないボトルネックが起きる可能性もあります。また、ソフトウェアとグラフィックスカードの相性もあるため、型番を公開していたりする企業もありますが、「［会社名］［シリーズ名］［世代］［カテゴリ］以上のもの」という推奨をしているところもあります。

❹ストレージ

ストレージはスキャンデータを永続的に保存する場所で、HDD（ハードディスクドライブ）とSSD（ソリッドステートドライブ）があります。

パソコンの記憶容量であるストレージも他の歯科機材と同じように消耗品です。HDDの寿命の目安は平均で3～4年、SSDの目安は平均で5年といわれています。IOSによるスキャンデータは、通常大きなファイルサイズを持つためSSDが推奨されますが、HDDに比べ故障の前兆がわかりにくいためバックアップシステムが必須です。

HDD……大容量で比較的安価だが、衝撃による故障リスクが高く、読み込み書き込み速度が遅めで動作音もある。

SSD……衝撃による故障リスクが低く、読み込み書き込み速度が速く、静音性にも優れている。ただし、容量あたりの価格がHDDと比較して高価である。

❺OS

一部のIOSはWindows/Macどちらにも対応していますが、ほとんどがWindowsのパソコンの使用を前提としたソフトウェアで、各社が動作確認を行ったOSのバージョンが必要です。動作確認がされていない最新バージョンにした際など、セキュリティやバックグラウンドで行われる作業が干渉し、ソフトウェアが正常に機能しない可能性もあります。

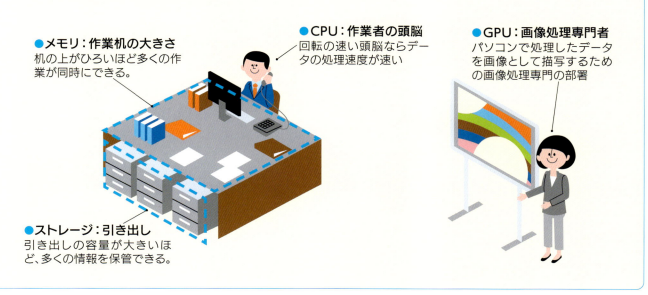

- **メモリ：作業机の大きさ**
机の上がひろいほど多くの作業が同時にできる。

- **CPU：作業者の頭脳**
回転の速い頭脳ならデータの処理速度が速い

- **GPU：画像処理専門者**
パソコンで処理したデータを画像として描写するための画像処理専門の部署

- **ストレージ：引き出し**
引き出しの容量が大きいほど、多くの情報を保管できる。

❻セキュリティソフトウェア

　一般的なパソコン用セキュリティソフトウェアやファイヤーウォールが作動しているパソコンでは、IOSのライセンスドングル定期利用確認によって、インターネットを使用するなどの動作が有害な外部アクセスとみなされる場合もあります。そのため、セキュリティソフトウェアやインターネット環境には注意が必要です（図6）。

●ライセンスドングル

　特定のソフトウェアやアプリケーションを実行するために、必要なライセンス情報を格納したハードウェアデバイス。通常、USBポートに挿入され、対応するソフトウェアがそのドングルを認識してライセンス情報を取得する。これにより、ライセンスが正規のユーザーによって使用されていることが確認され、ソフトウェアの不正コピーを防ぐセキュリティ手段として使用されている。

●ドングルチェック

　不正使用防止のための手段として、高価なソフトウェアや専門的なアプリケーションで一般的に用いられている。企業によっては、ソフトウェア起動時にインターネットを経由して適正な使用の有無を確認したりする。確認が取れないとアカウントの停止となり、スキャナーの使用ができなくなる場合もある。そのため、使用時にはオンライン環境を整える必要性もある。

図6　セキュリティソフトウェアにも要注意

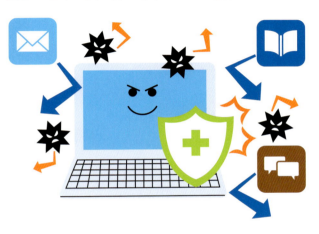

パソコンに入っているソフトウェアを使いたくてもセキュリティソフトウェアが危険と判断して、使用できないことがある。

NOTE どんなモニターだと使いやすい?

　これからIOSを導入するという歯科医院では、スキャンデータを表示するモニター選びも重要です。

　解像度はFull HD以上のもので、解像度の最小要件として1920×1080、色の再現性としてsRGBやAdobe RGB規格に対応したものが望ましいです。またサイズは、極端に小さかったり大きかったりすると、患者説明の際に、示した部分がわかりづらかったりするので、そのあたりも考慮して選びます。

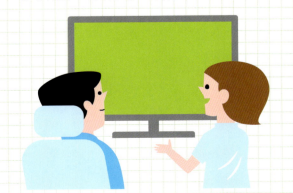
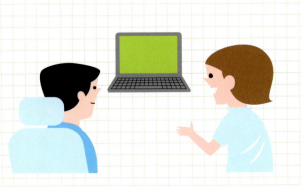

❼インターネット環境

スキャンデータを院内のみで使用する場合や、USBメモリなどの外部記憶装置を使用してデータをやりとりする場合は、オフライン環境でも問題ありません。しかし、提携先の技工所へ送る際、クラウドへのアップロードによるデータ送信には、インターネット環境が必要になります。そしてその環境によっては、その後の作業に影響します（図7）。

インターネット回線によっては、データを送る際に時間がかかることがあります。また、データ送信中はパソコンのパフォーマンスが落ちて作業に支障を来すことも考えられます。なお、電子カルテなどを搭載したパソコンによる外部へのアクセスは、重大なインシデントにつながる可能性があるためお勧めできません。

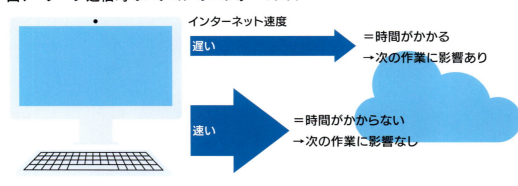

図7 データ送信時のパソコンのパフォーマンス

インターネット経由でデータを技工所に送信中、多くのソフトウェアでは作業ができなかったり、送信による負荷でパソコンのパフォーマンスが落ちることがある。そのため、データの送信は、他の処置中や患者入れ替え時など、タイミングを見計らって行うとよい。

❽空のUSBポート

IOSで採得したスキャンデータは、USBを経由してパソコンへ送られます。また、スキャナー本体の給電をUSB経由で行う機種もあるため、パソコンによっては特定の場所に差し込む必要があるなど、接続が限定される場合もあります。

NOTE パソコンは何を基準に選ぶ？

ゲーム用パソコンの普及により、パソコン内部のパーツを自身で選んでパソコンを自作することもできるようになりましたが、パソコンはスキャナーを購入した企業で、グレードなども含め選択して購入することをお勧めします。アフターサポートも手厚いことが多いです。

パソコンを選ぶ際は、デスクトップ型かノート型かだけでなく、歯科用ユニットに固定するのか、あるいは移動して使用するのかなども含め検討します。それによって患者さんのアポイントの取り方も変わってきます。

最近では、価格に関わらずIOSのスキャン性能の差が少なくなってきました。さらにタブレットで操作が可能なソフトウェアや、充電式のIOS（無線タイプ）、Bluetoothを使ったデータ移行など、コンパクトな運用方法で差別化を図る企業も出てきました。

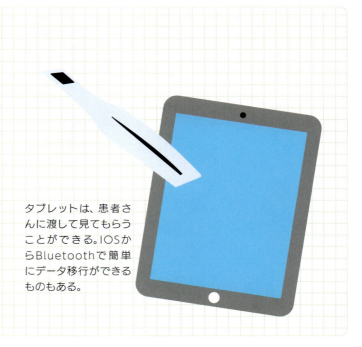

タブレットは、患者さんに渡して見てもらうことができる。IOSからBluetoothで簡単にデータ移行ができるものもある。

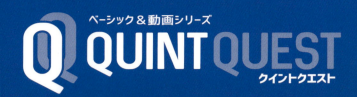
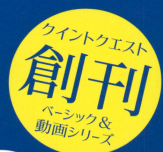

とことん IOS

見て学ぶ
誰でも速くキレイに撮れる口腔内スキャナー

動画36本！

著　窪田 努・歯科医師　　片野 潤・歯科技工士

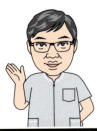
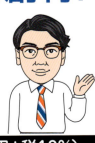

ベーシック＆動画シリーズのクイントクエスト新創刊！

1テーマを深掘りし，若手，初心者〜中級者まで，
見て学ぶことができる待望のシリーズ！
医局に1冊置いておきたいQUINTQUEST
第一弾は『とことんIOS』

QUINTESSENCE PUBLISHING
日本

●サイズ：A4判　　●178ページ　　●定価6,930円（本体6,300円＋税10％）

クインテッセンス出版株式会社
〒113-0033　東京都文京区本郷3丁目2番6号　クイントハウスビル
TEL 03-5842-2272（営業）　FAX 03-5800-7592　https://www.quint-j.co.jp　e-mail mb@quint-j.co.jp

PART 4

IOSの操作

北道敏行

01　IOS操作の事前準備

　口腔内スキャナー（IOS）には、無線タイプと有線タイプがあります（図1）。無線タイプの扱いやすさは周知のことかと思います。しかし、有線タイプであってもコード部をアシスタントに持たせ、スキャンパス（56ページ参照）をリードしてもらうことにより、無線タイプと同等の取り扱いのよさを得ることができます。またIOSの重量による操作しづらさも解消できます。

　IOSは医療機器です。アポイント時間内に快適に使用するために、事前準備が重要です（図2～4）。

図1　当院で使用しているIOSの無線タイプと有線タイプ

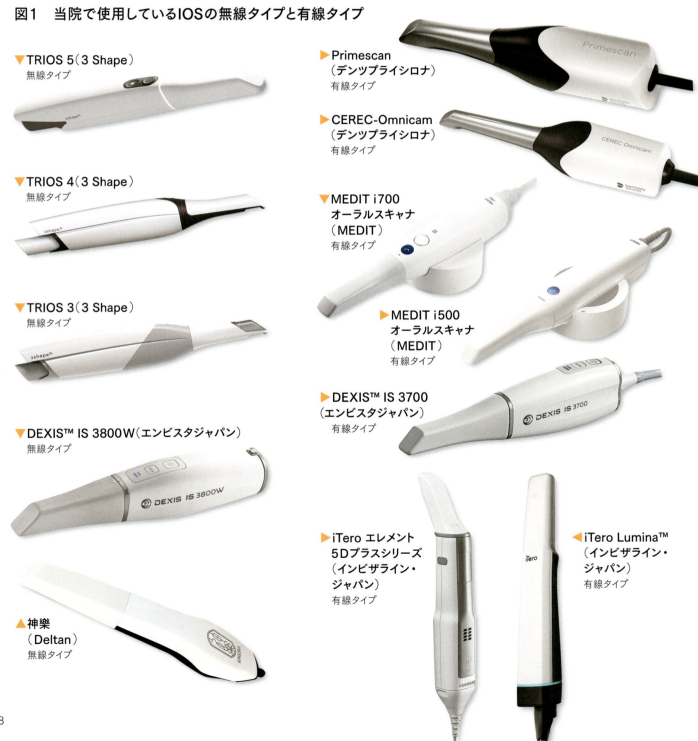

図2　使用前のIOSレンズ部の温め

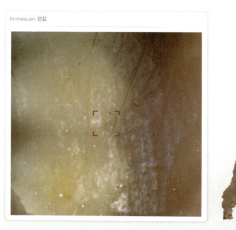
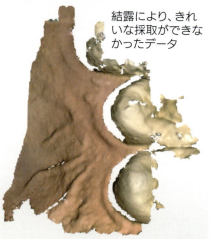

結露により、きれいな採取ができなかったデータ

短時間で確実にきれいなスキャンデータを取得するためには、IOSのレンズ部を口腔内よりも高い温度に温めておく必要がある。レンズ部が冷えたままだと、口腔内に挿入したときに一気に結露し、データ取得ができなくなる。アポイント時間は大幅にロスされ、術者・患者さん双方にとって好ましくない。

図3　IOS本体電源の投入忘れに注意

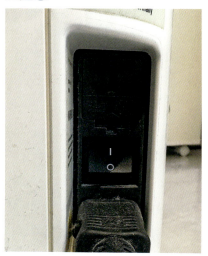

結露によるトラブルを防止するためには、朝の始業時に、IOS本体の電源を投入しておくことを忘れない。機種によっては、ソフトウェアによるレンズ部のヒーターの温度設定を購入時に行う必要がある。なお、最近の機種は自動設定されている。

図4　コードのねじれに注意

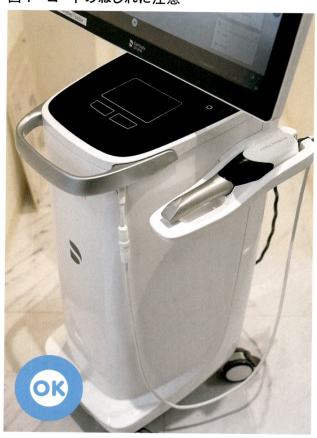
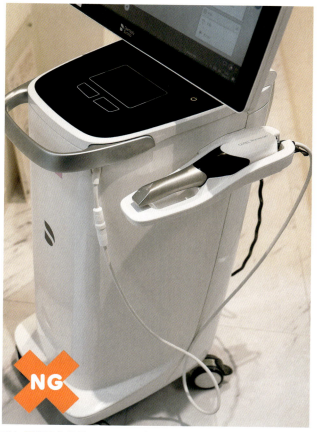

スキャン終了時は確実にカメラホルダーにIOSを収納する。特に無線タイプでは、不確実な収納によりIOSが落下し、破損してしまうことがある。高額医療機器であるため注意が必要である。有線タイプではコード内に数十本のファイバーケーブルが束ねられているため、収納時は必ずコードのねじれがないように注意する。ねじれがあると予期せぬ断線につながり、高額な修理費が必要となってしまう。

次に、臨床現場でもっとも大きなトラブルである"患者データの迷子事件"について解説します。

歯科医院でIOSデータを実務レベルで使用するのは、歯科医師、歯科技工士、歯科衛生士、歯科助手（トリートメントコーディネーター：TC）です。さまざまな職種が操作します。

初診時に患者情報や担当医を入力する際に起こりうることとして、

❶ローマ字表記や大文字・小文字の混同

❷全角・半角の混同

❸句読点などの未統一

❹スペースの有無の未統一

などが挙げられます。これらの入力方法の違いは、患者情報を呼び出す際に大きな障壁になります。パソコンは一文字の入力違いも受けつけないことを肝に銘じ、必要事項の入力を行うべきです。一度迷子になった患者データはほぼ見つかりません。必要事項の入力方法は、歯科医院内で統一する必要があります（図5）。

図5　患者情報等の入力時に注意したいローマ字表記

ヘボン式ローマ字表

あ	A	い	I	う	U	え	E	お	O
か	Ka	き	Ki	く	Ku	け	Ke	こ	Ko
さ	Sa	し	Shi	す	Su	せ	Se	そ	So
た	Ta	ち	Chi	つ	Tsu	て	Te	と	To
な	Na	に	Ni	ぬ	Nu	ね	Ne	の	No
は	Ha	ひ	Hi	ふ	Fu	へ	He	ほ	Ho
ま	Ma	み	Mi	む	Mu	め	Me	も	Mo
や	Ya			ゆ	Yu			よ	Yo
ら	Ra	り	Ri	る	Ru	れ	Re	ろ	Ro
わ	Wa							を	Wo

ヘボン式 / 訓令式

	ヘボン式	訓令式		ヘボン式	訓令式		ヘボン式	訓令式
しゃ	Sha	Sya	ちゃ	Cha	Tya	じゃ・ぢゃ	Ja	Zya
しゅ	Shu	Syu	ちゅ	Chu	Tyu	じゅ・ぢゅ	Ju	Zyu
しょ	Sho	Syo	ちょ	Cho	Tyo	じょ・ぢょ	Jo	Zyo

恥ずかしながら筆者の医院でも、時折起こる"患者データの迷子事件"。五十音のヘボン式ローマ字のほか、特に注意が必要なものをここに示す。大文字・小文字や全角・半角も、各歯科医院での取り決めが必要である。

02 IOS操作に適した環境の整備

口腔内のスキャンを快適に行うためには、さまざまな環境整備が重要です。

1. 照明機器の消灯

　一般的に太陽光の干渉は望ましくないとされています。また、スキャン時には無影灯を消灯する必要があります（**図6〜8**）。口腔内スキャンの精度とスキャン時間に周囲光が影響するからです（**表1**）。

　精度に関しては、全顎をスキャンする場合は1000lx（ルクス）の照度が最適で、4歯までのスキャンでは周囲光の影響は臨床的に問題ないとの報告もあります。そしてスキャンに必要な時間は、照度が高くなるにつれて長くなる傾向にあると統計的に評価されています[1]。

図6　無影灯を消灯する

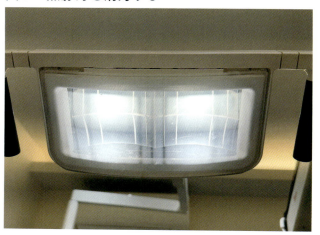

- 歯科用ユニットの無影灯は、通常の歯科診療で点灯させないことはまずないが、光学印象を行う際は必ず消灯することを忘れない。
- 最近の無影灯はLEDで構成されている。LED光の波長は上述の精度やスキャン時間だけでなく、シェード測定の精度にも影響する（最近のIOSはシェード測定機能が搭載されていることが多いため）。
- IOSの精度と速度に影響する因子として、照度と色温度が挙げられている。3900K（ケルビン）または500lxがもっともよい条件であるとも報告されている[2]。

図7　ルーペのLED照明は消灯する

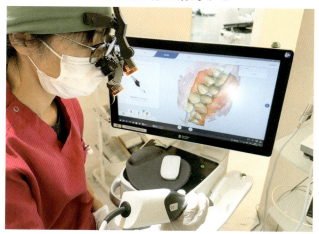

- 多くの歯科衛生士がルーペを使用している。急いでいてルーペのLED照明を点灯したままスキャンを行っている歯科衛生士を見かけることがあるが、上述の理由で好ましくない。
- 歯科衛生士がIOSを使用する場合、全顎撮影になることが多い。隣接面う蝕検知補助機能（iTero）や定量的可視光誘起蛍光法（QLF法、TRIOS 4/TRIOS 5のう蝕検知）などは、ある特定の波長光を使用するため、その判定に影響する。

図8　マイクロスコープの光源に注意する

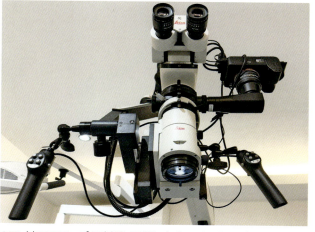

- マイクロスコープの光源も同様に気をつける必要がある。

表1　病院の照度基準

(JIS Z 9110　2010改正より引用)

領域、作業または活動の種類		照度(lx)
作業	視診、救急処置、分娩介助、注射、予防接種、製剤、調剤、技工、検査	1000
	剖検、窓口事務	500
	包帯交換（病室）、ギブス着脱、ベッドの読書	300
診療・検査空間	救急室、処置室、手術室、視機能検査室（眼科明室）	1000
	診察室、回復室、一般検査室（血液、尿などの検査）、計測室、生理検査室（脳波、心電図、視力などの検査）、剖検室、病理細菌検査室、アイソトープ室、霊安室	500
	消毒室、滅菌室、麻酔室、温浴室、水浴室、運動機械室、物療室、X線室（撮影、操作、読影など）、X線透視室、内視鏡検査室、聴力検査室	300
	眼科暗室、眼底検査室	75
執務空間	研究室、事務室、医局、看護婦室、保健婦室、薬局、製剤室、調剤室、技工室、中央材料室	500
	院長室、所長室	300
共用空間	会議室、図書室	500
	講堂、展示室、栄養室、相談室、宿直室、配膳室、食堂	300
	育児室、面会室、待合室、カルテ室、薬品倉庫、汚物室、浴室、洗濯場、便所、洗面所、更衣室、病棟の廊下、外来の廊下	200
	階段	150
	玄関ホール	100
	動物室、暗室（写真など）、非常階段	50
	深夜の病室及び廊下	5

● 照明の目的は、診療室や作業空間に必要な明るさを確保すること。安全で快適な視環境を作り出すことである。つまり照度基準とは、空間内への適切な明るさの配分とも言える。

● 診察室の照度は500lx、処置室や手術室は1000lxが基準とされている。この照度基準は、IOSにとって適切とされている照度基準とおおよそ一致している。

● 現在のIOSは光学式カメラによりスキャンするため、IOSが出す計測光の波長や照度に干渉しない環境を用意する必要がある。

2. 口唇・舌・唾液の排除

　臨床でIOSを快適に使用するには、スキャン時の適切な口唇排除、舌排除、唾液の排除が重要で、そのための補助器具の使用もポイントになります。歯科衛生士単独での使用も想定されるため、補助器具をいかに使用するかが術者のストレス軽減と患者さんの快適性に直結します。

　口唇を排除する「オプトラゲート」（イボクラール・ビバ

デント）や舌の排除に便利な「スキャンメイト」（モリタ）などが代表的で、特にスキャンメイトは映り込みにくい素材で構成されているユニークな舌圧子です。補助器具は術者のストレスを大きく軽減してくれるので、積極的に活用するとよいでしょう（**図9〜12**）。

図9　オプトラゲート（イボクラール・ビバデント）

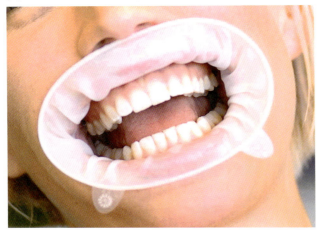

- 上下口唇を一度に排除可能。口唇・頬粘膜に適度なテンションがかかり口腔内をひろげてくれる。周囲の突起を引くことにより口唇をさらに排除することも可能である。
- 装着には慣れが必要であるが、慣れると単独で数秒で可能。
- 素材がやわらかいラバー製であるため、患者さんに不快感を与えないのも大きな特徴である。

図10　スキャンメイト（モリタ）

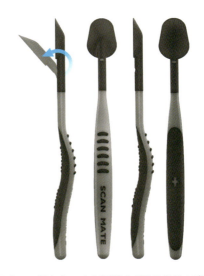

- 下顎のスキャン時にもっとも困難な「舌の排除」が可能。最近のIOSはAI機能により頬粘膜や舌が映り込んでも自動排除してくれるが、完全ではない。スキャンメイトを使用することで、意図しない舌の写り込みを極力排除し、よりきれいで唾液の影響を受けていない画像を得ることが可能となる。
- スプーン部は、IOSがスキャンできない特殊なマットブラックで仕上げられている。

図11　リトラクター（モリタ）

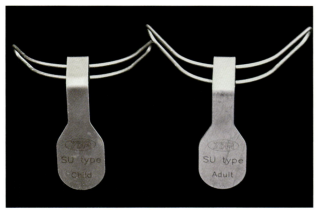

- 金属製で滅菌が可能なため、コスト面でも優れている。患者さんの口唇と歯肉の間に配置してノブを引くことにより、最大限に口唇を伸展させることが可能。2つのサイズがある。
- 口唇と歯肉の間にIOSを挿入する十分なスペースを確保できる。強く引くと患者さんに痛みを与えることがあるので注意が必要。

図12　リトラクター装着時

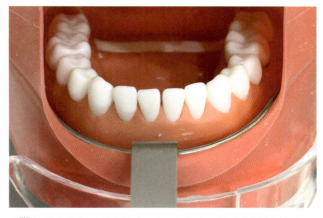

- 7⏐7付近の歯肉にリトラクターが接触しないサイズを選択する。
- リトラクターの歯肉への接触は不快感を与えるため注意が必要。
- 頬側、唇側のスキャンでIOSのレールとして使用すると、きれいな画像になりやすい。
- スキャン時は口唇の力を抜いてもらうように声掛けするとよい。

03 IOS操作時の注意点

1. IOSの光源を患者さんの目にさらさない

　光刺激に対する耐性は個人差がありますが、耐性の低い人が光を見た際に脳が興奮して発作を起こすことがあります。これを「光過敏性発作」（photosensitive epilepsy, PSE）といいます。視覚に飛び込んだ強い光刺激によって起きる異常な反応で、てんかんの一形態といわれています[3]。

　スキャンの際には、患者さんの目がIOSの明滅にさらされないように注意して操作します（**図13**）。あらかじめアイマスクやタオルなどで患者さんの目を覆っておくとよいでしょう。

図13　IOSのレンズ部から放出されるLED光

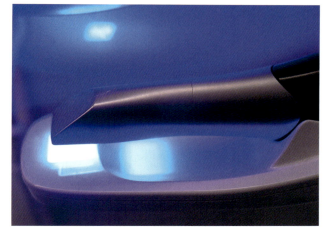

操作の際は患者さんの目に光源が直接当たらないよう、アイマスクやタオルで覆うとよい。

2. 使用後の滅菌方法は各機器に準ずる

　IOSの滅菌方法は製品によって異なります。**表2**に代表的なIOSの滅菌方法一覧を示します。間違った滅菌方法はIOSの破損につながるので注意が必要です。ディスポーザブルのスキャナチップを採用した製品や（**図14**）、最近では専用のスリーブ（ディスポカバー）が付属しているものも登場しています（**図15**）。

図14　iTeroのスキャナチップ（ディスポーザブル）

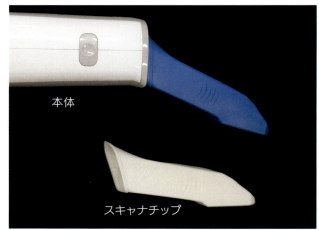

患者さんごとに交換して使用。コストはかかるが、汚染のない状態およびレンズ部のクリアな状態を維持できるため、つねにきれいなスキャンデータを得られる。

表2　国内で使用されている代表的なIOSのスキャナチップの滅菌方法

間違った滅菌方法はIOSの破損につながる。またスキャナチップは滅菌可能な回数が決められており、注意が必要である。

製品名	推奨される滅菌法	スキャナチップの取り外し
TRIOS 3 TRIOS 4	・オートクレーブ（150回） ・次の滅菌パラメータでオートクレーブ滅菌を行う 　134℃、3分以上／121℃、15分以上 ・滅菌器のプログラムを使って乾燥させる ・クラスII真空オートクレーブ滅菌器（EN13060準拠）が推奨される	可
TRIOS 5	・オートクレーブ（100回） ・次のプログラムが設定可能な真空オートクレーブ（クラスB）滅菌器（EN13060準拠）を使用する 　132℃、4分、乾燥30分／134℃、3分、乾燥30分	可
セレック プライムスキャン AC プライムスキャン コネクト	・スタンダードスリーブ：乾熱滅菌（180℃、30分） ・ディスポーザブルスリーブ：単回使用 ・オートクレーブ対応スリーブ：指定の消毒液で拭いた後、滅菌 　※ディスポーザブルウィンドウは単回使用 ・スリーブ以外の部分：指定の消毒液を含ませた不織布で拭いて消毒する。スキャナウィンドウは、乾いた布で清掃する 　※スリーブウィンドウの内側は液体で湿らせないこと	可
iTero エレメント 2 iTero エレメント 5D プラス iTero Lumina	チップはディスポーザブル	可
MEDIT i600 MEDIT i700 MEDIT i700 Wireless	・オートクレーブ（最大150回） ・真空オートクレーブ：134℃、4分、乾燥20分 ・重力加圧オートクレーブ：121℃、30分、乾燥15分 　※滅菌バッグ使用	可
ジーシー Aadva IOS 100	不可	不可
ジーシー Aadva IOS 200	オートクレーブ滅菌	可
DEXIS IS 3800W	・オートクレーブ（最大110回） ・真空脱気式オートクレーブ（クラスB）：最短3分、134℃、乾燥20～30分 ・重力置換式オートクレーブ（クラスN）：最短10分、134℃、乾燥20～30分 　※滅菌バッグ使用	可
True Definition Scanner	酵素洗浄剤で洗浄後、高水準消毒剤で浸漬消毒	不可
プランメカ Emerald S	先端チップは取外してオートクレーブ	可
G-oral scan G-oral scan 2 G-oral scan 2 WIRELESS	オートクレーブもしくはアルコール消毒（70％以上）	可

図15　TRIOSのスリーブ（ディスポカバー）

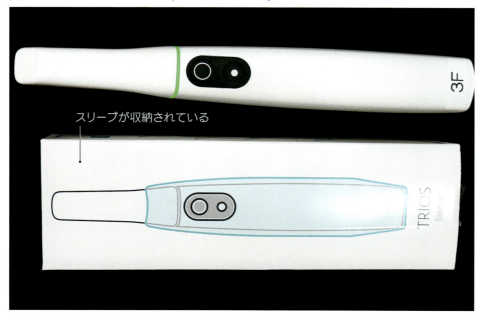

IOS本体など、滅菌が困難な部分のディスポーザブルタイプの専用カバー。院内相互感染リスクを減らし、効率化にもつながる。

04 IOSの操作方法

1. スキャンパス

　可能な限り良好な口腔内のスキャンデータを得るために、各社オリジナルの撮影手順を設定していることが多いです。この手順のことを「スキャンパス」といいます**(図16)**。最新のIOS(TRIOS 5など)では、スキャンパス通りでなくてもスキャンアシスト機能により、スキャンデータの生成ができたりします。

　スキャンパスは、得られるデータの精度に影響を及ぼしますが、研究用模型(スタディモデル)の採取や患者説明用のデータ採取が目的であれば、スキャンパスを厳守する必要性はないと筆者は考えます。

　数多くのIOSを扱った経験から、一般的にはもっともスキャンのしやすい咬合面、もしくは口蓋側からスキャンを始め、最後にスキャンの難しい頬側・唇側をスキャンした方がスキャン時間の節約になり、患者さんの快適性の向上につながります**(図17)**。

図16　代表的なIOSのスキャンパス

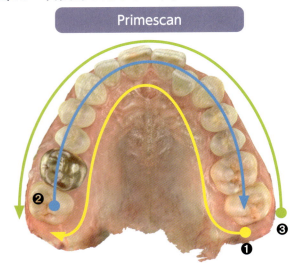
Primescan

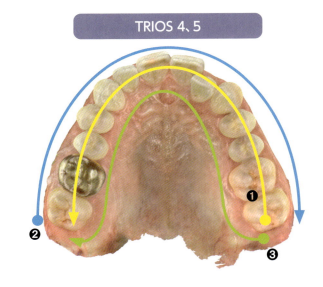
TRIOS 4、5

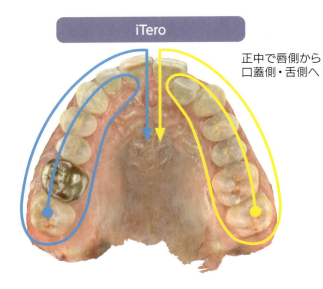
iTero
正中で唇側から口蓋側・舌側へ

- IOSが生成する画像は映画と同じで、1秒間に20枚前後の連続図で構成されている。
- 生成される画像は図のスティッチング(共通部位での重ね合わせ、パノラマ図生成と同じ)である。
- スキャンパスは、「もっとも画像を構成しやすいカメラの動かし方」と捉えるとよい。
- スキャンパスは製品によって異なるが、一般的にPrimescanやTRIOSシリーズのパスが用いられることが多い。

図17　フルマウスのスキャン時のポイント

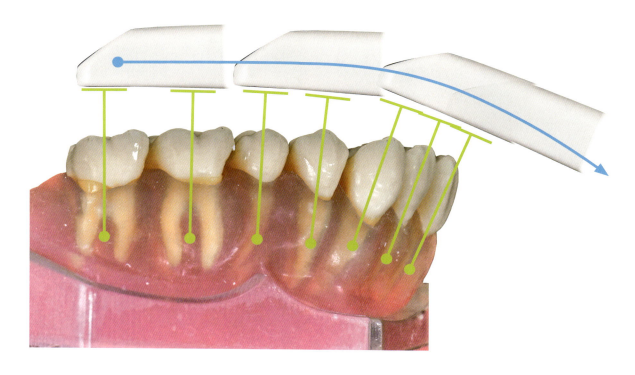

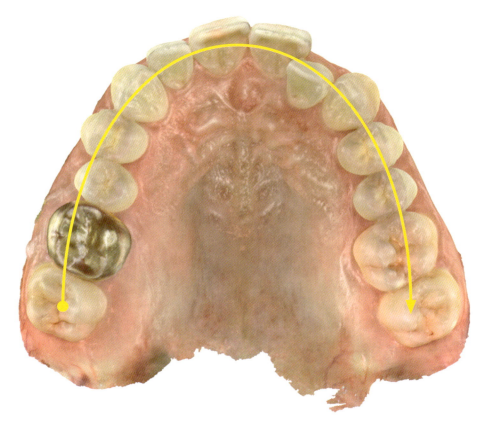

- 短時間でフルマウスのスキャンを完了させるためのポイントは、IOSと歯軸の角度にある。
- 可能な限り歯軸とIOSの角度を90度に保つ。臼歯部と前歯部は歯軸が異なるため、IOSの角度を微妙に変える必要がある。
- 前歯部を通過する際は、唇面・切端・口蓋側の3面を同時にスキャンできる角度が望ましい。
- 精度を重んじた修復・補綴装置製作では、咬合面からスキャンする。

2. IOSの把持方法

　IOSの把持は、撮影しやすさにかなり影響します。また、無線タイプか有線タイプかでも撮影のポイントは異なります。有線タイプは、コードの存在をどう処理するかで快適さが雲泥の差となります。したがって、特に手指の小さな女性では、把持方法に気をつけたいところです。何がベストかではなく、自分に合った把持方法を習得していきましょう（図18〜21）。

図18　アシスタントがコードを持つ場合

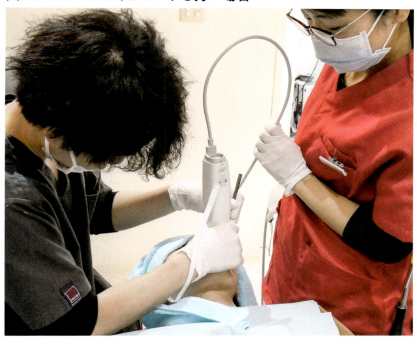

- コードに張りがないIOSを1人で操作する場合は、首にコードをかける。
- コードに張りのあるIOS（Primescan、CEREC-Omnicam、MEDIT、神楽など）では、写真のようにアシスタントがコードを持ちながら術者側に軽く押すとよい。術者がIOSの重さを感じなくなるのでお勧めである。その際、コードを曲げすぎないようにし、無理のない湾曲状態を保ちながらサポートする。
- 写真はMEDIT i700（MEDIT）。

図19　ペンシルグリップ

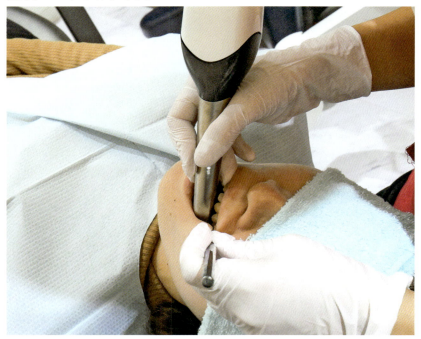

- ペンシルグリップはもっとも手ブレが少なく安定した撮影方法。
- 患者さんの口唇周囲や歯にレスト（小指）等を置かせてもらうと操作がしやすい。
- 手指の小さな方では、ペンシルグリップは負担になることもある。そのような方ではオーバーグリップで把持するとよい。
- 写真はCEREC Omnicam（デンツプライシロナ）。

図20　手指が小さい場合（オーバーグリップ）

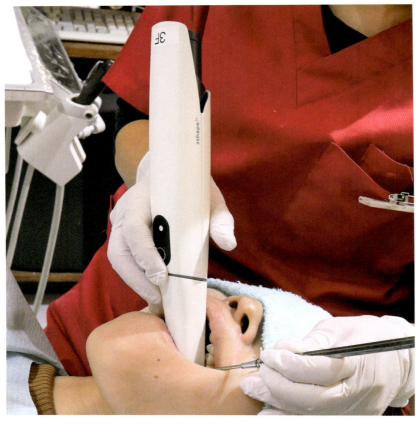

- 手指の小さな方や、握力の弱い方はオーバーグリップ（小指レストが可能なら行う）で把持する。
- 手指全体でIOSを把持するため、細かな操作においてはペンシルグリップよりも劣る。
- 写真はTRIOS 5（3 Shape）。

図21　逆オーバーグリップ

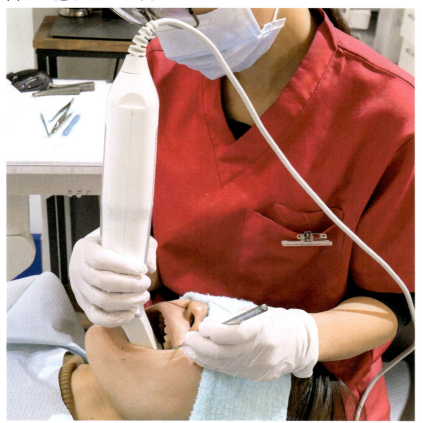

- 手全体でしっかりとIOSを把持する。ポイントはしっかりと脇を閉め、腕全体を体で支えながら、上半身全体を使ってスキャンする。
- 排気口を塞いでしまうとIOS内の電子チップがオーバーヒートしてしまうので注意する。
- 写真はiTero（インビザライン・ジャパン）。

3. スキャンの難所

　開口量の少ないケースや頬の張りが強いケースなどは、スキャンが難しいとされています。治療用・口腔衛生指導用に関係なくスキャン時のポイントがありますので、おさえておきましょう（図22〜27）。

図22　7|7遠心のアプローチ❶

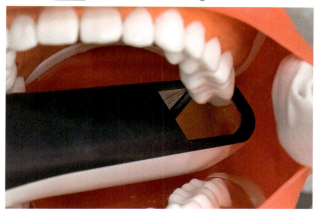

- 咬合面や頬側からのスキャンが困難な場合は、咽頭方向からのスキャンが有効なことが多い。
- 初心者に多いが、IOSを深く挿入しすぎると嘔吐反射が出ることがあるため注意する。
- IOSの被写界深度（ピントの合う距離：18〜22mm）を理解したうえでスキャンする。

図23　7|7遠心のアプローチ❷

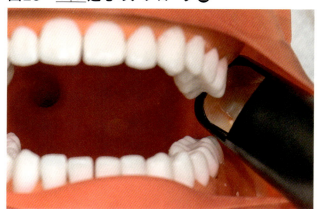

- 頬側からアプローチする場合は、下顎の歯列が映り込まない程度に閉口させる。それにより頬の張りが低下し、意外に7|7遠心にレンズ部を回し込むことができる。
- 基本的には図22と併用することが多い。

図24　7|7舌側から遠心にかけてのアプローチ

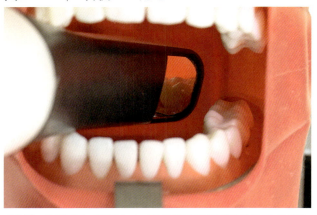

- 舌側へのアプローチでは、カメラの被写界深度を理解したうえで、IOSの背面で舌を排除しスキャンする。
- 先だって口腔内の唾液を排除しておくのもポイント。
- うまく操作すると舌側から遠心面までスキャン可能である。
- 嘔吐反射の強い患者さんでは不可能。
- 遠心面へのアプローチでは、図23と同様に口をやや閉口させて頬の緊張を解き、遠心に回し込むようにしてIOSを動かす。

図25　リトラクター装着時の操作ポイント

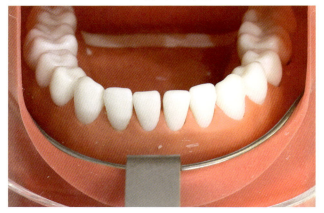

- スキャン操作がしやすい患者さんの特徴は、口腔前庭にひろいスペースが確保できることである。
- リトラクターなどの補助器具使用時のポイントは、口をやや閉じて口唇や頬の緊張を解くこと。そのため患者さんには絶えず声かけを行うとよい。
- 口腔内が乾燥しているとリトラクターなどが粘膜と密着してしまい、疼痛の原因となる。
- スキャン前に患者さんによく含嗽させ、唾液などを排泄してもらい、直後に素早くスキャンを開始するのがよい。

図26　頬側面のスキャン（咬合採得）

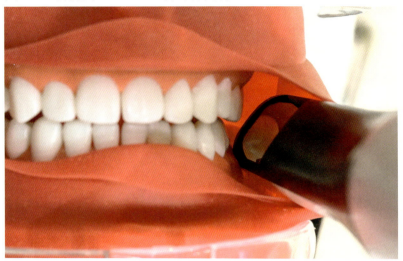

- ほとんどのIOSは歯の頬側のシルエットを参考に上下顎をマッチングさせる。しかし歯の頬側面の構造は単純である。そこで上顎の頬側を撮影する際には、咬合のマッチング精度を上げるために、写真のように下顎から上顎頬側咬頭内面をのぞき込むような角度でスキャンする。
- 一般的に、上顎7から始めて上顎3で折り返し、そのまま下顎3に移行し下顎7で終了（コの字型スキャンパス）。

図27　頬側面のスキャンデータ（咬合採得）

真横からのスキャン　　　　　やや下からのスキャン

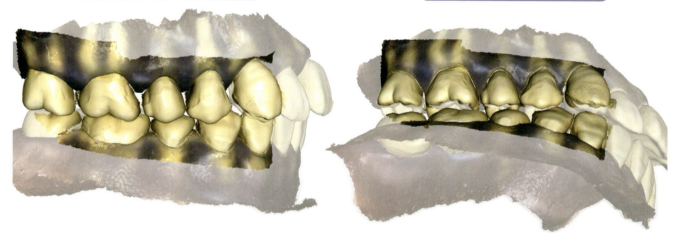

のぞき込むような角度でスキャンすることで、上顎頬側咬頭内斜面がわずかにスキャンされている。

05 歯科臨床で求められるスキャンデータ

IOSによるスキャンデータは、修復・補綴治療用と口腔衛生指導用とでは求められるものが微妙に異なります。

1. 修復・補綴治療に求められるスキャンデータ

修復・補綴治療では、
❶マージンラインが鮮明
❷歯肉縁下マージンの場合、徹底して歯肉圧排されている
❸歯肉縁上マージンの場合、エマージェンスプロファイル判断のためのマージンライン直下0.5mmの根面を含むデータ
❹マージン部の滲出液、血液の排除と乾燥
❺修復・補綴装置の隣接面の細かな情報のあるデータ
❻1歯修復では、最低でも反対側の犬歯まで含むデータ
❼可能な限り少ない撮影枚数
（歪みの少ない歯列弓再現のため）
❽マルチバイト（両側での咬合採得）
などの条件が求められます。

図28はiTeroで、図29はTRIOS 4で撮影された画像です。ともに上記の条件を満たしていることがわかると思います。なお、修復・補綴治療における光学印象は、歯科衛生士が行うことはできません。

図28　iTeroによるスキャン

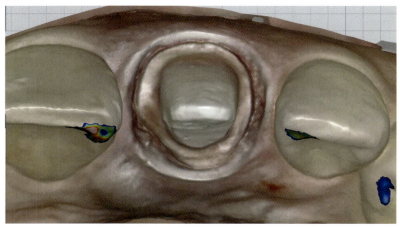

図29　TRIOS 4によるスキャン

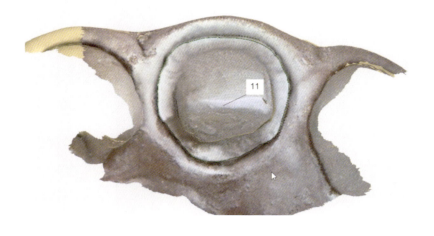

2. 口腔衛生指導に求められるスキャンデータ

一方、口腔衛生指導を目的とした光学印象では、
❶全顎にわたる隣接面の細かな情報のあるデータ
❷経過の比較ができる規格化されたデータ（図30、31）
❸全顎にわたる付着歯肉と歯肉歯槽粘膜境までのデータ
❹修復・補綴治療より多い撮影枚数
❺使用目的により口腔内清掃前後の使い分けができるデータ（図32、33）

などがポイントとして挙げられます。

図30　粘膜面の規格化

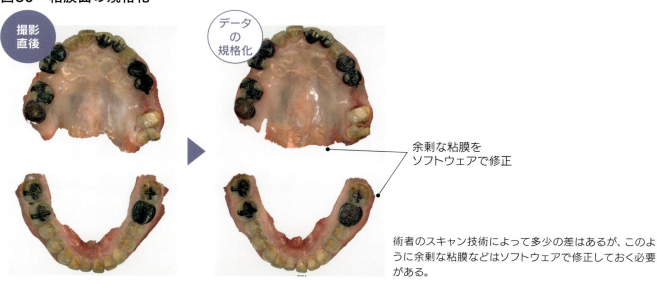

余剰な粘膜をソフトウェアで修正

術者のスキャン技術によって多少の差はあるが、このように余剰な粘膜などはソフトウェアで修正しておく必要がある。

図31　スキャンデータは時系列で示せる（3 Shape Unite画面）

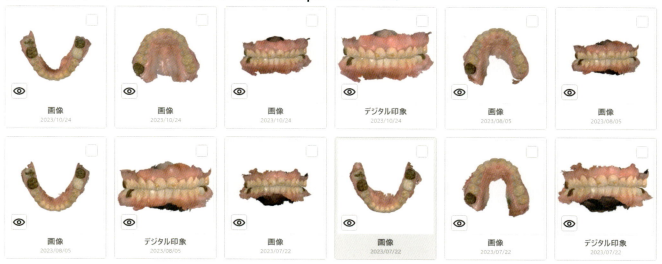

扱う人によって撮影の仕方やデータの精度に差があると、経過の比較を行いにくい。医院の中で撮影方法などを統一しておく必要がある。

図32 スキャンデータの使い分け

口腔内の清掃状況の説明には……

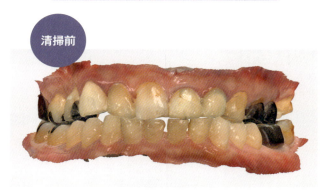

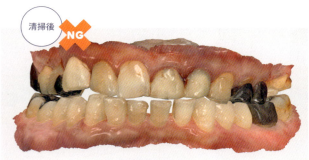

口腔内の清掃状況などの説明にスキャンデータを用いる場合は、プラークの存在部位を知らせたいため、スキャン前に口腔内清掃は行わない。

う蝕検知補助機能の使用には……

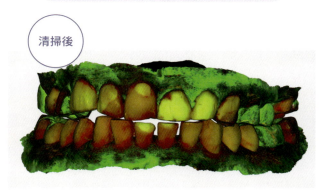

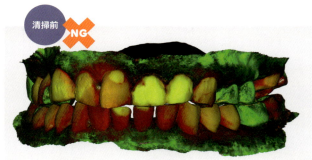

う蝕検知補助機能（iTero、TRIOS）で情報を得るためには、スキャン前の口腔内清掃が必要。プラークなどは、正確な情報採得の妨げとなる。詳細は各社のホームページで確認できる。

図33 エアフローハンディ 3.0 Plus（モリタ）

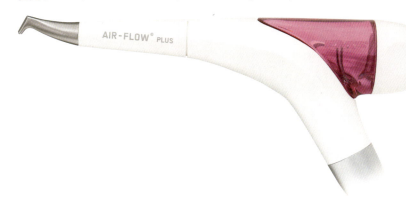

う蝕検知補助機能を使用する際は、スキャン前にプラークなどの汚れを除去しておく。筆者の医院ではエアフローハンディ3.0Plusを使用している。

COLUMN　IOSのう蝕検知補助機能の活用にあたって

　初期の隣接面う蝕の診断にはエックス線のバイトウイング法が用いられますが、脱灰率が30〜40％に進行しないとその判断は困難とされ[4]、熟練の歯科医師でも判断に迷うことが多いです。そんなときにも活用したいのがIOSです。iTeroやTRIOSなどのようにう蝕を検知する補助機能がついている製品があります。

　たとえばiTeroが採用しているNIRI法（近赤外線分光法）は、850nmの近赤外線を歯に照射し、その反射光と透過光の比率を分析することにより、エナメル質内にとどまるごく初期の隣接面う蝕の判定補助ができます。その画像はデンタルエックス線写真とはまったく逆で、う蝕部分が白濁で表示されます（図34）。エナメル象牙境を越える進行度なのか、積極的介入を行うか否かの判断の補助として活用できます。

　ただし、図35のようにレンズ部の汚れや傷も表示され、過剰な歯面の汚染は正確な情報採得の妨げとなりますので、あらかじめ口腔内清掃をした後にスキャンします。また唾液の排除も確実にされていないと正確性にかけ使用できません（図36）。

　またTRIOSでは、う蝕検知補助機能としてQLF法（う蝕病原性細菌の代謝産物を測定する方法）を採用していますが、特に修復・補綴装置のマージン周囲の過剰な歯面の汚染は正確な情報採得の妨げとなるため、スキャン前の口腔内清掃が必要です。

　そしてスキャンパスは、必ず咬合面から行うことも厳守します。咬合面をスキャンした画像に、頬側、舌側の画像がスティッチング（重ね合わせ）されるためです。この撮影手順でないと、カーソルを少し動かしただけで咬合面の画像はずれて表示されてしまいます（図37）。

　なお、NIRI法もQLF法も、あくまでもエックス線写真診断の補助であることを認識しておきましょう。また、各機器の添付文書を確認のうえ、NIRI/QLF法などの患者説明機能について明記がない場合は、歯科衛生士による活用は現状認められていないので注意します。

図34　NIRI法（近赤外線分光法）で採取した、健康な歯（左）とう蝕のある歯（右）の画像

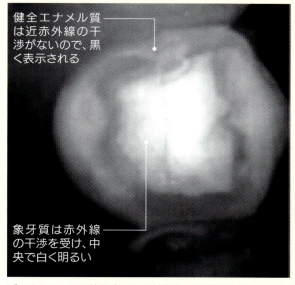
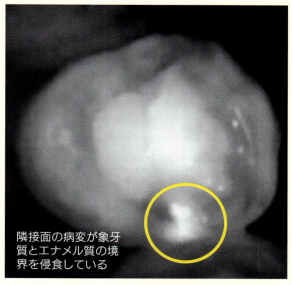

健全エナメル質は近赤外線の干渉がないので、黒く表示される

象牙質は赤外線の干渉を受け、中央で白く明るい

隣接面の病変が象牙質とエナメル質の境界を侵食している

デンタルエックス線写真ではう蝕部分は黒く表示されるが、NIRI法による画像は、う蝕部分が白濁として示される。

図35　レンズ部の汚れや傷が映りこんだ画像

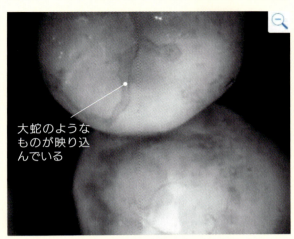

大蛇のようなものが映り込んでいる

レンズ部の汚れや傷は画像に現れるためクリアな状態で撮影する。

図36　唾液が映りこんだ画像

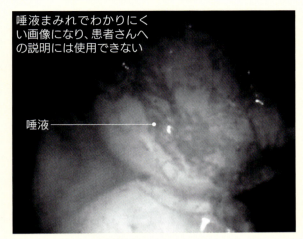

唾液まみれでわかりにくい画像になり、患者さんへの説明には使用できない

唾液

唾液は排除してから撮影する。

図37　スキャンパスの違いによる咬合面の画像のずれ

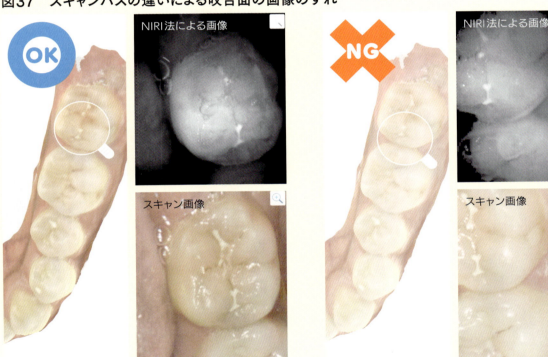

画面にはスキャンした通りに表示されるので、撮影開始時きちんと咬合面からスキャンしていないと、非常に見にくいNIRI法による画像になる（右の写真では画像が傾斜して表示されている）。最初の咬合面スキャンをいかに頬側、舌側にぶれずに行えるかが、正しいNIRI診断を行えるかのポイント。

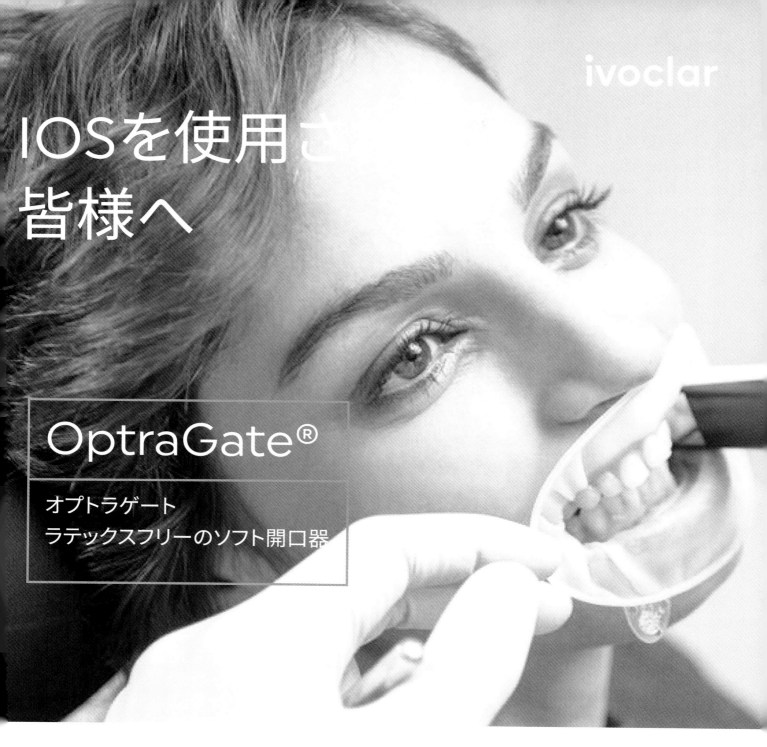

IOSを使用さ 皆様へ

OptraGate®

オプトラゲート
ラテックスフリーのソフト開口器

OptraGateは、ラテックスフリーのリップ＆チークリトラクターです。柔軟性の高いフレキシブルな素材で作られたリトラクターは、快適な装着感で治療領域への十分なアクセスを確立します。

OptraGate は、術野の可視性を向上させ、容易で効果的な防湿コントロールの維持をサポートします。

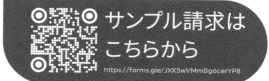

サンプル請求はこちらから
https://forms.gle/JXK5wVMmBg6cerYP8

一般的名称：歯科用開口器 / 販売名：オプトラゲート / 届出番号：13B1X10049IV0001 / 一般医療機器

製造販売元
Ivoclar Vivadent 株式会社 〒113-0033 東京都文京区本郷1丁目28番24号
TEL：03-6801-1301 FAX：03-5844-3657
ivoclar.com

YOSHIDA

MEDIT i600

標準価格 ▶ 158 万円（税別）

✓ ケーブル1本での運用可能
タイプCポートにケーブル1本のみで接続でき、PCまわりがすっきりします。

✓ 軽量＆コンパクト
245gと非常に軽量で、スリムな設計のため、持ちやすいです。

✓ 180°回転チップ
上向きに装着できるため、上顎のスキャン時に持ちやすくなります。

シンプルで簡単操作

多機能搭載のコストパフォーマンスに優れた口腔内スキャナーです。
歯科技工所、教育機関でもお使いいただけます。
デジタル歯科を始めたい方におすすめです。

製品のWEBサイトはこちら

一般的名称：デジタル印象採得装置　歯科技工室型設置型コンピュータ支援設計・製造ユニット
販売名：i600&i700 オーラルスキャナ　承認番号：30300BZI00031000（管理 特管）
製造販売元：株式会社ダブリューエスエム　販売元：株式会社ヨシダ　東京都台東区上野 7-6-9　TEL.0800-170-1170（CAD/CAM のお問い合わせ）

PART 5
IOSの使用後の取り扱い

渡邊真由美、鈴木美南子、藤﨑みのり

01 スキャンデータの取り扱い

1. スキャンデータの後処理

　口腔内スキャナー（IOS）によるスキャンデータは、「後処理」という作業が必要になってきます。後処理を行うと、欠けていたデータ部分が可能な範囲で埋まるため、よりきれいな口腔内のスキャンデータが完成します。

　後処理は、ソフトウェアを使用して簡単に行うことができます。図1はTRIOSによるスキャンデータですが、示した部分をクリックするだけです。ただしデータによっては時間を要するものもありますので、患者さんへの説明前に後処理をする際には、注意が必要です。

　図2、3に後処理前後の状態を示します。大きなデータの不足を補うことは難しいですが、実行前と実行後を比べると、細かい部分であれば補われていることがわかると思います。

　なお、修復・補綴装置製作においては、後処理に頼らず該当する歯および隣在歯の確実なデータを採取する必要があります。

図1　後処理ボタンの位置（TRIOS）

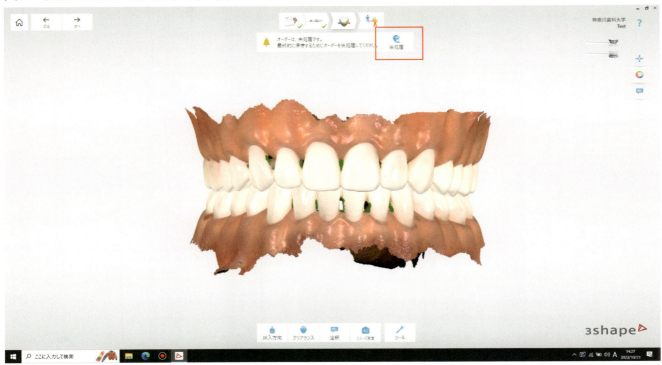

後処理は画面上部にある[後処理]をクリックすれば実行される。表示されているとおり、最終的に保存するためには後処理を実行しておく必要がある。後処理は数十秒から1分程度時間を要するときもある。

図2　後処理前

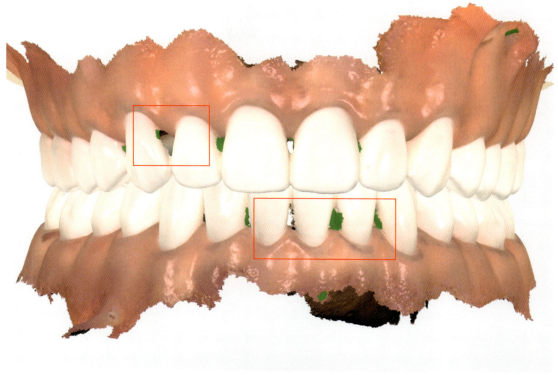

スキャン後、後処理を実行する前はこのようなデータである。隣接部にデータの不足が認められる。

図3　後処理後

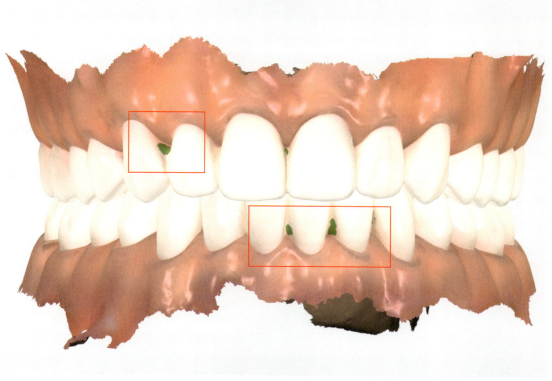

多少のデータの不足はまだ認められるが、後処理を行うことで前歯部の不足分はだいぶ補われた。

2. スキャンデータの変換作業

後処理をした後は、データの「エクスポート」を行います。エクスポートとは、光学印象でスキャンした画像データを歯科技工士が作業するソフトウェアで読み込めるようにデータの変換を行うことです。変換形式は、STL形式やPLY形式が多いです。

たとえばTRIOSでのエクスポートは、まず行いたいデータにカーソルを合わせて右クリックします。そして表示された項目から「エクスポート」→「スキャン」を選択するとできます（図4）。

図4　データの変換「エクスポート」の手順（TRIOS）

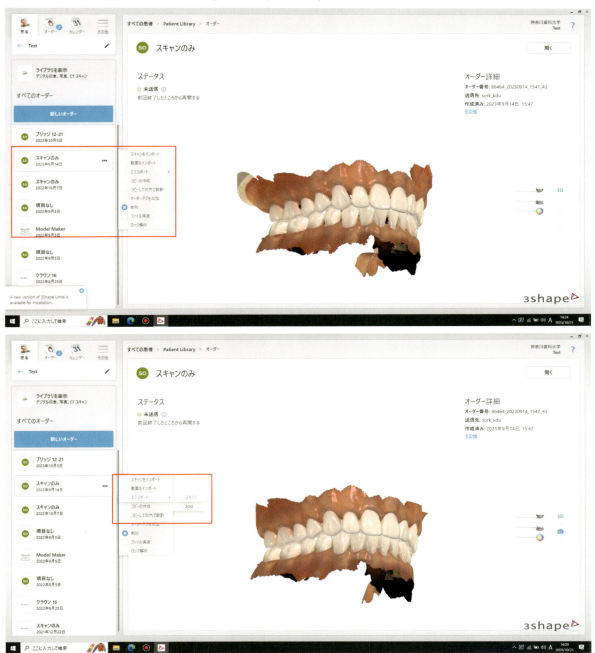

データを選び、カーソルを合わせ、右クリック。表示された項目から「エクスポート」→「スキャン」を選択。

3. 変換したデータの保存と歯科技工所への送信

ファイル名を入力して保存することで変換ができます。このとき、患者名やカルテ番号など、ファイル名を各歯科医院で統一しておくと管理が容易です。たとえば「カルテ番号＋患者名＋日付」や「日付＋カルテ番号＋患者名」など、多様な組み合わせでファイル名を作成することが可能です。どのパターンにするにせよ、統一しておくことが大切です（50ページ参照）。そして保存の際にファイル形式を選択します**（図5）**。

このファイルを歯科技工所に送信することで、歯科技工士が作業に取りかかることができます。石膏や技工指示書を梱包し、郵送する手間や料金を抑えられるため、作業の効率化を図れます。

図5　エクスポートしたいスキャンデータの保存（TRIOS）

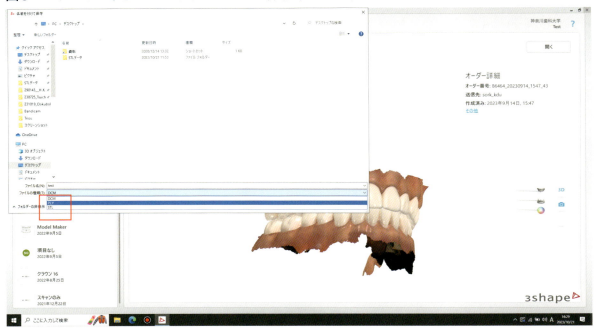

保存時にPLY形式やSTL形式等のファイル形式を選択。

●**PLY形式**
Polygon File Formatの略。スタンフォード大学が公開しているレンジデータを元にしたファイル形式。

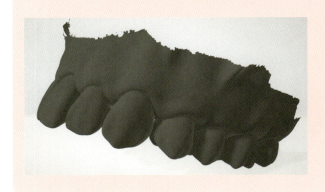

●**STL形式**
Stereolithographyの略。3D System社によって開発されたファイル形式。次元形状を小さな三角形（ポリゴン）の集まりとして表現する。

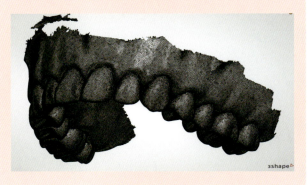

4. 歯科衛生士と歯科技工士の連携

　スキャンデータは、患者さんの口腔内を立体的にカラー画像で表現しているため、患者さん不在の場面でも、石膏や口腔内写真よりも正確に確認することができます。とくに歯科技工士が常駐している歯科医院では、今後の治療の相談や、不適合補綴装置や清掃性の悪い補綴装置などについて、ミーティング時にデータを見ながら共有することができます。補綴装置製作時のプロビショナルレストレーションの段階では、たとえば歯間ブラシを通すことができるのか、スーパーフロスでの清掃を指導すべきかなど、清掃に関する確認も大切になりますが、清掃性を重視する歯科衛生士と、修復・補綴装置の設計を担う歯科技工士それぞれの立場からの意見交換を行うことができます**(図6)**。その結果、最適な医療を患者さんに提供することにつながります。

図6　IOSによるスキャンデータを使った他職種間でのミーティング

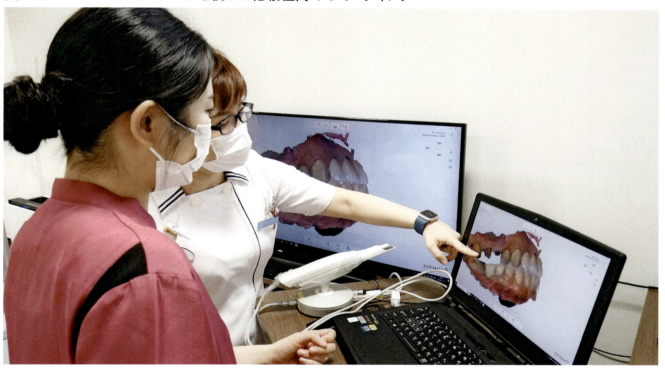

スキャンデータを見ながら歯科衛生士が補綴装置の相談をできるのも、IOSの利点といえる。立体かつカラーデータのためとても見やすく、確認や相談には最適である。

02 IOSの滅菌・消毒

1. 滅菌・消毒とは

　患者さんに安心・安全な医療を提供するにあたって、大切な要素の1つに滅菌・消毒があります。

　滅菌とは、「物質からすべての微生物を殺滅または除去すること」で、一方、消毒は「対象器材を処理し、処理後の生存微生物数を、使用するのに適切である水準まで減少させること」とされています（医療現場における滅菌保証のガイドライン2015）。

　ひと昔前までは、滅菌や消毒ができていればよいという考えが主でした。しかし、ただ滅菌や消毒を行えばよいのでしょうか？ 近年では、器具器材の使用状態に合わせた、洗浄や滅菌、消毒を行う「再生処理」の考えが主流となっています。IOSにおいても、各歯科医院の条件・環境にあわせて、適切な再生処理を行いましょう。

2.「スポルディングの分類」に準じた再生処理

　使用済みの器具器材に付着した病原菌を含む感染性物質を洗浄、消毒、滅菌により除去、殺滅し、器材を再生させる作業を「再生処理」といいます。その代表的な指標となるのが「スポルディングの分類」で、医療器材の再生処理方法における分類です。

　スポルディングの分類では、「クリティカル」「セミクリティカル」「ノンクリティカル」の3つに分け、それぞれに適切な処理方法が示されています（**表1**）[1]。その器材を「何に使ったのか」で分類するのではなく、「今から何に使うのか」で分類することがポイントになります。

表1　スポルディングの分類

カテゴリー	用途	器材例	処理	倫理的根拠
クリティカル	無菌の組織や血管系に挿入、ないし接触するもの	口腔内に挿入する器材のうち観血的処置に用いるもの（手術用器材、歯内療法用器材）	洗浄 ＋ 滅菌	本来は無菌の部位に対して、微生物で汚染されている器材を用いると感染する危険性が極めて高いため、すべて滅菌する必要がある。
セミクリティカル	粘膜に接触するもの、損傷のある皮膚に接触するもの	口腔内に挿入する器材のうち非観血的処置に用いるもの	洗浄 ＋ 高水準消毒 中水準消毒	損傷のない正常な粘膜は一般的な細菌芽胞には抵抗性があるが、その他の微生物に対しては感受性が高い（抵抗性が弱い）。
ノンクリティカル	損傷のない皮膚に接触するもの	口腔内に挿入しない器材	洗浄＋低水準消毒 または 洗浄・清拭のみ	無傷の皮膚は微生物に対して効果的なバリアとして作用するため、無菌性は必要ない。

参考文献1より引用

3. IOSの滅菌と消毒

各社から販売されているIOSの添付文書（**図7**）には、推奨される滅菌や消毒方法が記載されていますので、それらに応じた方法で行うことが望ましく理想的です（添付文書は、ホームページよりダウンロードが可能）。ただし、歯科医院によって条件や環境も異なります。スポルディングの分類に準じて、IOSのパーツや周辺機器の適切な再生処理を行いましょう（**図8～11**）。

図7　添付文書に記載されている滅菌や消毒に関する内容を確認する

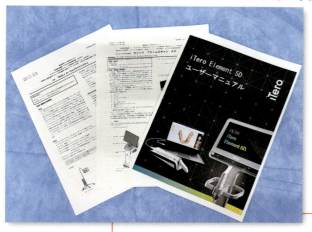

◀左からTRIOS、CEREC、iTero。

▼TRIOS 4の添付文書に書かれているIOSの滅菌について。

【保守・点検に係る事項】

［清掃、消毒、および滅菌］
● スキャナチップ

スキャナチップは患者に使用する前に、クリーニングとオートクレーブ滅菌を実施すること。オートクレーブ滅菌の代わりに、2.65%グルタルアルデヒド消毒液（Wavicide®-01 が推奨される）で消毒してもよい。スキャナチップは150回まで滅菌できる。廃棄する場合も滅菌すること。

1) 石鹸水とブラシを用いてチップを手洗いする。チップのミラーにしみ、汚れ、曇りがある場合は、再度洗浄する。水ですすいだ後、ミラーの水滴をペーパータオルで拭き取る。

＜オートクレーブ滅菌の場合＞

2) 紙製の滅菌パウチ（粘着シール式又はヒートシール式）にチップを入れ、密閉する。
（注意）包装せずにオートクレーブすると、ミラーにしみがついて除去できなくなることがある。

図8　スキャナチップの再生処理（セミクリティカル）

❶ スキャナチップ（TRIOS）を水洗

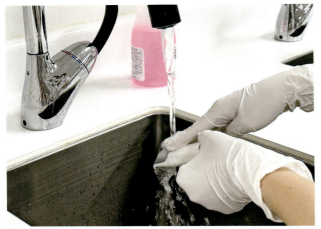

ミラー表面を傷つけないように水洗し、汚れをしっかりと落とす。傷がつく可能性のあるブラシは使用しない。

❷ 薬液に浸漬

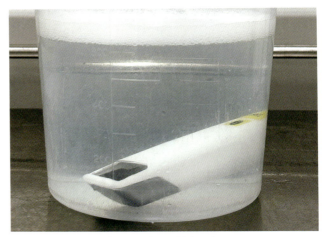

薬液に規定の濃度、時間で浸漬させ消毒を行う。

❸ ペーパー（ディスポーザブル）で拭く

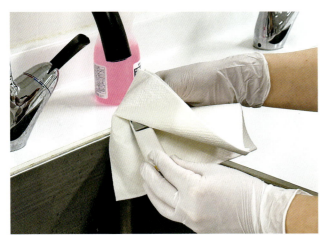

薬液消毒後は十分なすすぎを行い、滅菌または清潔なペーパーやタオルで水分をしっかり拭き取り乾燥させる。水分がミラー面に残らないよう注意が必要。

応用編

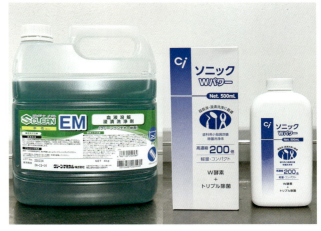

高力価酵素配合中性洗剤に浸漬してから水洗を行う（スキャナチップに付着した汚染物質であるタンパク質が除去される）。その後にアルコール系消毒剤で清拭を行う。

図9 スキャナボディの再生処理（ノンクリティカル）

● スリーブを使用した場合

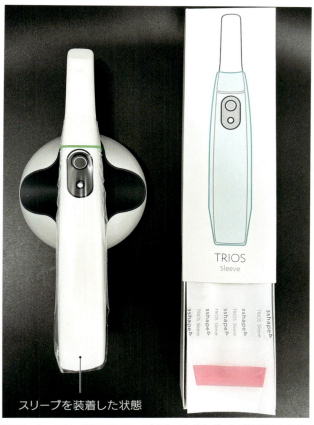

製品によっては、専用のスリーブ（ディスポカバー）が販売されている。写真はTRIOS。

● ラップを巻いた場合

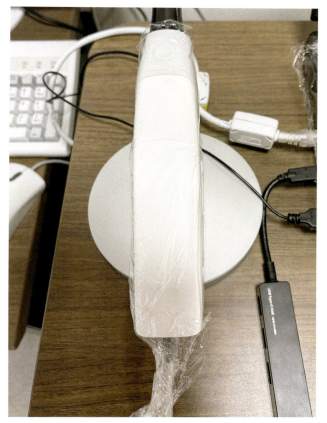

患者さんごとに、写真のようにスキャナボディ部分にラップを巻いて使用。

● アルコール消毒

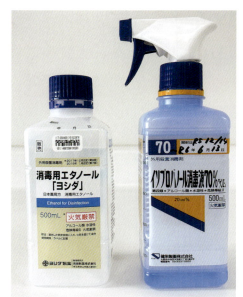

NOTE **アンモニア系、塩素系、アセトン系などは使用しません。**

材質によっては器具の劣化や腐食が生じる場合があるためです。

使用後は、スリーブやラップを外し、アルコール系消毒剤で、不織布やペーパーを使用して清拭する。

図10　モニター／キーボード／マウス（ノンクリティカル）

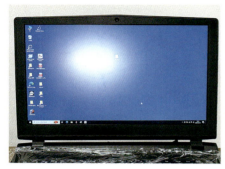
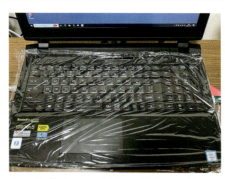
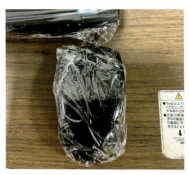

モニターはアルコール系消毒剤で清拭を行う。アンモニア系、塩素系、アセトン系などは使用しない。

キーボードやマウスはラップを巻いて使用する。これによって口腔内に触れたグローブのままでも操作が可能。使用後はラップを外し、アルコール系消毒剤で、不織布やペーパーを使用して清拭する。アンモニア系、塩素系、アセトン系などは使用しない。

NOTE スキャナチップのオートクレーブ使用時の注意事項

オートクレーブの使用時、❶必ず包装を行います。ミラーにしみがつき、除去できなくなることがあるためです。そして、❷包装の際は、滅菌バッグのビニール面がミラーに触れないようにします。滅菌中の圧でビニールがミラーにはりつくおそれがあるためです。これらを守って包装しましょう(図11)。

図11　スキャナチップの滅菌バッグ包装の良い例・悪い例

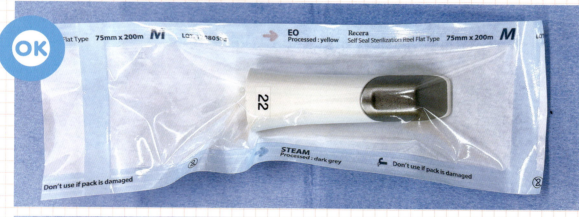
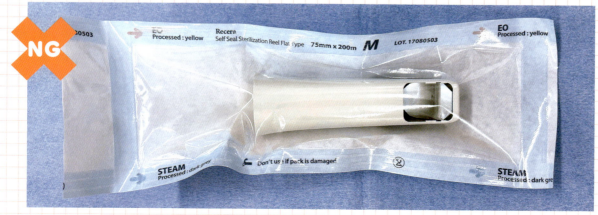

03 IOSの保管方法

　IOSは、パソコンと一体型のものもありますが、卓上型の場合は、連動させているパソコンと並べてデスクの上に固定し保管します。そうすることで、いつでも使いやすくなります。また、移動可能なデスクであれば、コンセントの抜き差しだけで他のユニットや部屋への行き来も容易になります。コード類もデスクにまとめておくとよいでしょう（**図12**）。

　当科では、スキャナチップには番号を振り、キャリブレーション用の用具とまとめて保管をしています。スキャナチップは消耗品であるため、スキャンと洗浄の回数が増えるとミラーに傷がつき、乱反射が起きてスキャンしづらくなります。そのときに、番号が振ってあるとスキャンしづらいスキャナチップを見分けやすくなります（**図13**）。そのようなスキャナチップは臨床用とは分けて保管し、練習用や研究模型用（スタディモデル）として活用しています。

図12　IOSとパソコンはセットで管理

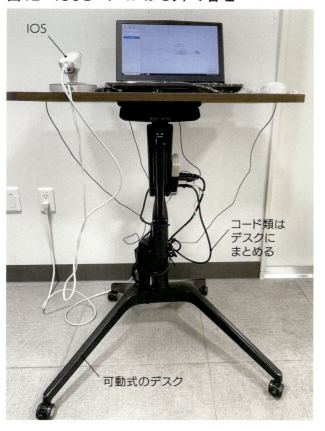

図13　スキャナチップの保管

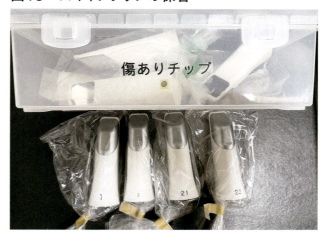

番号を振っておくと、傷がついたものと区別しやすい。

PART 6

歯科衛生士臨床における
IOSの応用

渡邊真由美、鈴木美南子、藤﨑みのり

01 コミュニケーションツールとしてのIOS

1. 初診患者さんへの活用

初診時、多くの患者さんは歯科医院や治療内容に不安や緊張感を持たれているように感じます。歯科医師や歯科衛生士、スタッフの雰囲気だけでなく、診療室の清潔感や診療機器、設備など、患者さんの目に映るものはその医院の印象を大きく左右します。

一般的に初診時は、医療面接（問診）後、口腔内を確認してエックス線写真を撮影し、手鏡で患者さんに口腔内を確認してもらいながら説明を行うことが多いです。このようなことが歯科医院で行われることを患者さんも想像して来院されると思います。そんな患者さんの想像を、良い意味で裏切るのが口腔内スキャナー（IOS）です。

初診時にIOSを使用して口腔内をスキャンすることで、患者さんは初めて見る機器に興味を引くのはもちろん、自身の口腔内を立体的なデジタルデータで見ることができ、

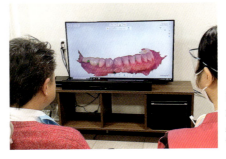

図1　自身の口腔内を確認する患者さん

IOSでは立体的に、かつ、多方向から自身の口腔内を確認することができる。

かつ、さまざまな角度からいろいろな大きさで確認できることで理解が容易となります**（図1）**。また医院側もより細やかな説明が可能となり、患者さんとの良好なコミュニケーションを確立することができます。

2. 口腔内写真としての活用

口腔内写真には、❶患者さん自身の口腔内の状態を伝える情報手段、❷モチベーションの向上、❸治療計画立案時の資料、❹経過の記録、❺院内での情報共有（患者さん・スタッフ）など、さまざまな役割があります。ただ、口腔内写真を撮影する場合には、撮影用ミラーなどの器具が必要になります。そして口唇や頬粘膜などを引っ張ることによる不快感、撮影に時間を要するなど、患者さんにとってのデメリットも少なくありません。また、術者側の熟練度によっても大きな差が出てしまうという、スタッフ側の課題もあります。

IOSでは撮影用ミラーなどは必要なく、撮影に費やす時間も少なくて済みます。その分のあいた時間を患者さんとのコミュニケーションに当てられます。さらに、画像は立体というだけでなく、多方向から確認でき、拡大もできるため、患者さんの関心や理解度の向上につながります**（表1、図2）**。

表1　口腔内写真とIOSの違い

項目	口腔内写真	IOS
必要器材	カメラ、撮影用ミラー、口角鉤など	スキャナー、口角鉤
所用時間	5〜10分	5分程度
画像	平面（2次元、2D）	立体（3次元、3D）
再現性	データを物理的にパソコンへ移動する必要があり、時間と手間を要する。また写真を反転させる作業も必要。	スキャンと同時に再現が可能
術者による技術差	大きい	小さい

図2 口腔内写真とIOS

口腔内写真

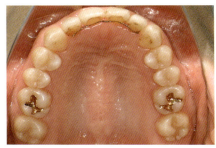
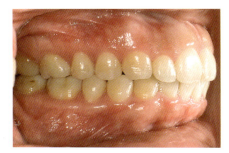
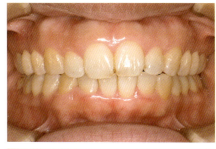
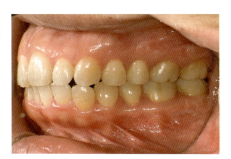
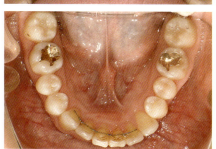

IOS

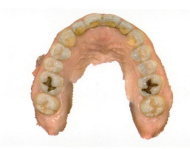
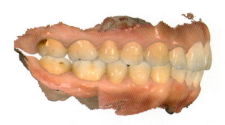
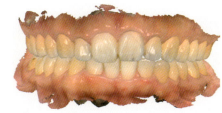
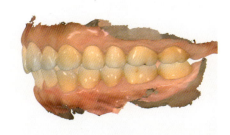
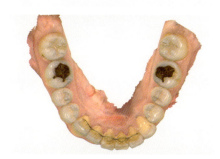

口腔内写真では確認しづらい臼歯部や遠心などの部位も、IOSでは容易に確認が可能となるため、患者さんの理解度が向上する。

3. 印象採得としての活用

　治療計画立案のための研究用模型（スタディモデル）の製作や、修復・補綴装置製作時には印象採得が必要となります。しかし、患者さんのなかには印象材が軟口蓋や咽頭に触れることで異常絞扼反射（嘔吐反射）が起きたり、印象を口腔内に挿入できたとしても数分間の硬化時間に苦しさを訴え、印象採得に対する苦手意識を持たれる方も多く見受けられます（図3）。

　IOSを使用した印象採得は無圧印象であるため、それらの不快症状による心身の負担が軽減され、患者さんの治療に対するモチベーションの向上につながります。また術者側のエラーによる再印象の必要がないことも、患者さん、術者の双方にとってメリットとなるかもしれません（図4）。

図3　アルギン酸印象

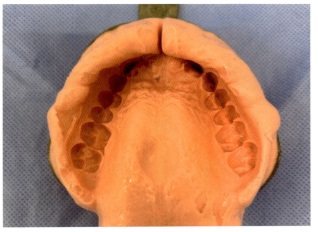

印象材の稠度や量によっては印象材が軟口蓋へ流れてしまい、患者さんに苦しさを強いることもある。

図4　IOSを使用した光学印象

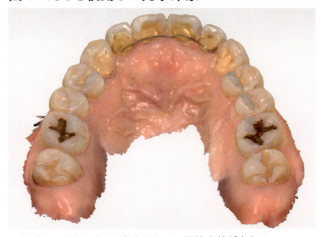

アルギン酸印象に比べ、患者さんへの不快症状が少ない。

4. 歯科恐怖症の患者さんへの活用

　歯科治療に対して強い恐怖心を持つ方は、全国で約500万人いると推定されています[1]。治療時の痛みや浸潤麻酔、印象採得時の苦しみ、タービンなどによる切削音や振動、診療室の匂いなどに対して不安や恐怖心を訴えるほか、治療中に口腔内を見ることができないために何をされているのかがわからず不安になるなど、その理由はさまざまです。

　歯科受診にそのような不安がある患者さんに対しても、IOSは非常に有効です。IOSによって口腔内の状態や治療後のシミュレーションをリアルタイムに見ることができ、さらに3Dデータで詳しく伝えることができるだけでなく、従来の印象採得とはまったく違った方法で、しかも患者さんの負担も少なく対応できます。これらが患者さんの心配事や不安、恐怖心を和らげることにつながり、信頼関係をよりよいものへと導くツールになるのではないでしょうか。

02 インフォームドコンセントでのIOS

1. IOSとインフォームドコンセント

　治療を進めていくうえで重要なことの1つに、「インフォームドコンセント」があります。インフォームドコンセントとは、「患者の人生観や生活等を考慮に入れて、治療方針や治療内容などをわかりやすく説明し、患者もしくはその家族の意思を十分に尊重し、患者の自主的な同意を得て治療を進めること」です[2]。そこで、鏡や写真を用いて口腔内の状態を説明しますが、鏡や写真ではどこの部位（上・下・左・右）を言われているのかが患者さんにはわかりにくかったりしました。しかしデジタルデータではわかりやすく、インフォームドコンセントにおいて、IOSによるスキャンデータは非常に有効です。

　まず、IOSでスキャン後、すぐに口腔内の3Dデータを見せながら患者さんに説明できます。口腔内に問題が見られた場合には、そのデータを拡大し、さまざまな方向から確認することも可能です（図5）。さらには治療後のシミュレーションもできるため、患者さんの理解度が増し、治療に対する協力度の向上にもつながります。

　スキャンデータは管理が可能であるため、治療のステップに応じて経時的な変化も記録でき、患者さんへのわかりやすい説明が可能となります。

図5　口腔内を拡大したスキャンデータ

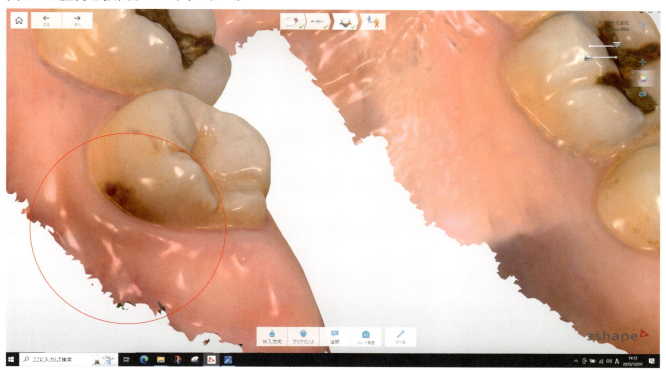

う蝕部位を患者さんに見てもらうために、部分的に拡大。患者さんにとってわかりやすく、治療の必要性を理解できる。

2. ご家族への説明に

歯科治療を希望する患者さんは老若男女、幅ひろい年齢層に及びます。若年層の患者さんや年齢を重ねられた患者さん、認知機能に不安が感じられる患者さんなどは、インプラント治療や矯正治療、修復・補綴治療などに際し、ご自身では理解や判断、意思の決定が難しいこともあります。そのような場合にはご家族に同席いただき、口腔内の状況や治療方針などを説明することが必要となります。

IOSは、口腔内を3Dデータとして確認できるだけでなく、治療後のシミュレーションも可能なため、患者さん本人だけでなくご家族も同じように理解し、納得したうえで安心して治療を開始することができます(図6)。

また、データは管理されているので、治療開始前だけでなく随時必要なときに確認しながらご家族へ説明できます。データを正しく取り扱うことができれば、遠く離れたご家族への説明も可能です。事情がありご家族と離れて暮らす患者さんも、安心して治療に臨むことができるのではないでしょうか。

図6　患者さんとご家族への説明

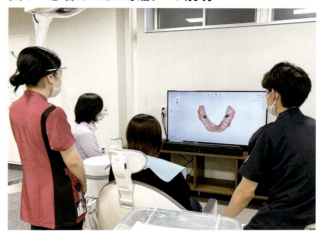

患者さんやそのご家族、術者でIOSによるスキャンデータを確認しながらの説明が可能。認識のずれが生じにくくなるため、患者さんに納得してもらったうえで治療を開始できる。

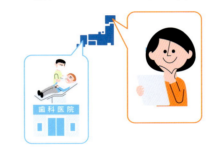

3. 歯科衛生士業務とインフォームドコンセント

ブラッシング指導やスケーリング、また着色除去を目的としたクリーニングなど、歯科衛生士が患者さんの施術に携わることは日常業務で多々あります。そして、セルフケアが重要となる口腔疾患の特性から、また、これから行う施術の必要性の理解を促すためには、患者さんの口腔内状態や治療法をわかりやすく伝えることが重要です。

しかし口腔内の説明の際、手鏡では見えづらい部位もあり、患者さんに伝わりにくいのも事実です。一方スキャンデータでは、立体的で多方向から、しかも拡大して見せられるため、プラークや歯石、着色などをわかりやすく示すことができます(図7～9)。さらに機種によってはう蝕検知補助機能をあわせもったものもあります(65ページ参照)。そのため患者さんは、治療や施術の必要性をより理解し、納得したうえで協力的に受けることができます。結果、トラブル回避にもつながっていくと考えられます。

図7　患者さんへの説明

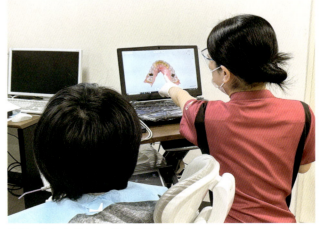

歯石の有無などを、一緒に確認できる。

図8　下顎舌側面のスキャンデータ

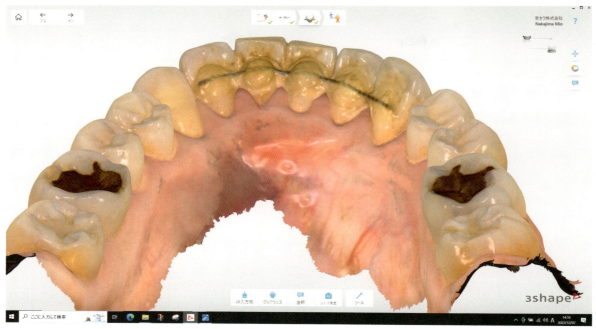

患者さんは矯正治療後、下顎前歯部舌側に固定式の保定（ワイヤー）をしているが、保定周囲に歯石が多量に付着。このようなスキャンデータで、明確に伝えることができる。

図9　プラーク染色後のスキャンデータ

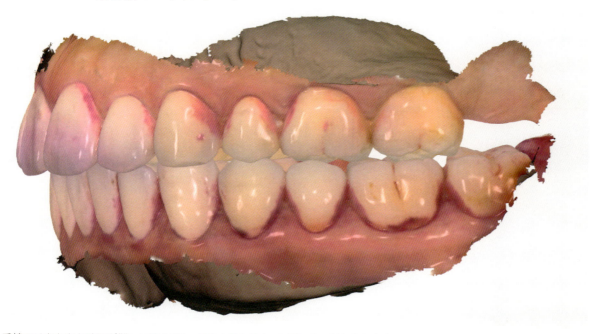

手鏡ではなかなか確認が難しい遠心部も、このようなスキャンデータではわかりやすい。

●インフォームドコンセントの先へ

　インフォームドコンセントでは、患者さんが自主的に同意するとはいえ、これまでは医療者の一方的な説明になりがちでした。

　そこで近年、患者さんと医療者側が情報を共有し、話し合いながらともに考えて治療方針を決めていく「シェアード・デシジョン・メイキング」という考え方へとシフトしてきています。

　このような中、患者さんと医療者の双方が患者さんの口腔内状態を立体的に確認できるIOSによるデジタルデータは、これからの歯科医療において中心的で最適なアイテムになるのではないでしょうか。

03 メインテナンスにおけるIOSの活用

　メインテナンスでは、患者さんのプラーク付着状況を確認するためにプラーク染色を行うことがありますが、プラーク染色した部位を患者さんに確認してもらうのに従来では、手鏡を用いるのが主流でした。しかし、臼歯部や舌側、口蓋側は、患者さんに顔の角度を変えていただいたり、歯科用ミラーを併用しての合わせ鏡での確認になり、確認しづらさがありました（**図10**）。鏡では前歯部の唇側は確認しやすいため、患者さんはどうしても前歯部唇側ばかりに注目してしまいがちになります。また目が悪いかたなどでは、よく見えないと言われることもありました。

　一方、IOSをメインテナンスで活用する場合は、プラーク染色後、その状態をIOSでスキャンします。そして、画面上でプラーク付着部位を患者さんと一緒に確認します（**図11**）。前述したような確認しづらい部位も客観的に画面上で確認でき、たとえば臼歯部や舌側、口蓋側も容易に見ることができます。また、注目してもらいたい部位を拡大して示せますし、目の悪い患者さんにも理解してもらいやすいです。従来よりも行程は1つ増えますが、所要時間をそこまで必要とせず、何よりも効果が期待できます。

　また、口腔内のプラーク付着状況の記録には、チャート記入や歯科用カメラでの口腔内写真撮影などがありますが、スキャンデータを保存できるという点でもIOSは有効です。前回来院時のプラーク染色後の状態などを画面上に出して比較することができるため、経時的な変化が明確になります。毎回の変化を患者さんも捉えることができ、また、プラーク染色した部位を拡大して印象づけられるため、モチベーションアップや現状の把握、あるいは自分の口腔内をより意識できるようになったりします。診療記録への転記も後で正確に行えるため、ミスが減ります。口腔内の確認は手鏡による方法でも可能ですが、IOSでは容易かつ客観的に示すことができるため、質の高い医療の提供につながります。

従来のメインテナンスの流れ

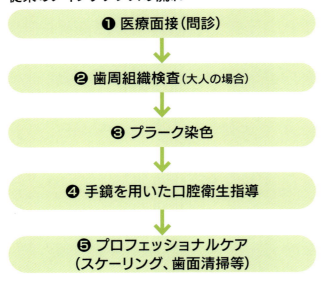

❶ 医療面接（問診）
↓
❷ 歯周組織検査（大人の場合）
↓
❸ プラーク染色
↓
❹ 手鏡を用いた口腔衛生指導
↓
❺ プロフェッショナルケア（スケーリング、歯面清掃等）

IOSを活用したメインテナンスの流れ

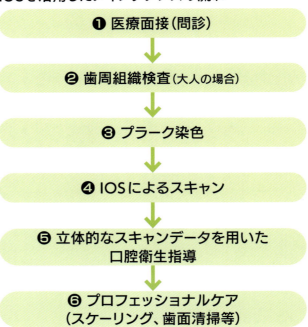

❶ 医療面接（問診）
↓
❷ 歯周組織検査（大人の場合）
↓
❸ プラーク染色
↓
❹ IOSによるスキャン
↓
❺ 立体的なスキャンデータを用いた口腔衛生指導
↓
❻ プロフェッショナルケア（スケーリング、歯面清掃等）

ステップは1つ増えるが、「口腔衛生指導」の時間や負担が軽減できる。

図10　手鏡で口腔内を確認

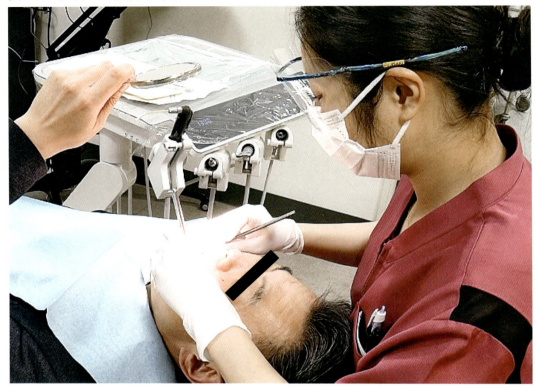

口腔内を患者さんに確認してもらう際、前歯部舌側や上顎頬側などは、患者さんの持つ手鏡と術者が持つ歯科用ミラーの合わせ鏡になる。患者さんには見えづらく、一度に見える範囲も限定される。

図11　スキャンデータで口腔内を確認

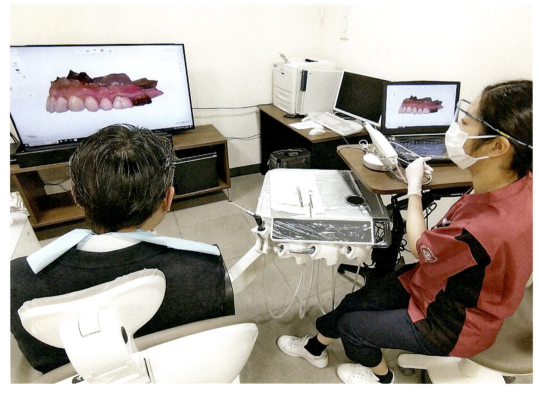

口腔衛生指導に光学印象によるスキャンデータを使用すれば、患者さんの口腔内を容易に、そして客観的に確認することができる。

04 信頼関係構築としてのIOS

1. 客観的な事実として患者さんが受け入れやすい

　IOSでスキャンした患者さんの口腔内のデジタルデータは、信頼を得るという点でも大きな意義があります。なぜなら、スキャンした直後から患者さんと担当歯科医師・歯科衛生士でデジタルデータを共有できますが、口腔内の状態を客観的に見れるため患者さん自身が事実として受け入れやすいからです。そしてデータは容易に拡大でき、普段は見られない角度からも見られるため**(図12)**、理解度も高まり、より口腔内の現状に納得しやすくなります。また、患者さん自身で動かして見たい部分を表示させられるため、口腔内に興味を持っていただくきっかけにもなります。

図12　舌側から示したスキャンデータ

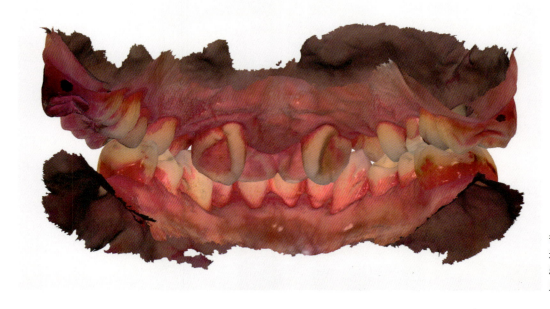

普段見られない角度から示したスキャンデータは、患者さんに楽しみながら見てもらえる。

NOTE　スキャナチップに染色液を付着させないための一工夫

　プラーク染色後の口腔内をIOSでスキャンすると、スキャナチップに染色液が付着してしまいます。そこで事前にパラフィルムを巻くことをお勧めします。パラフィルムは薄く、簡単に巻きつけることができ、使い捨てできるため、とても重宝しています。

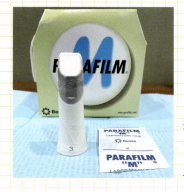

当科で使用している「PARAFILM(M)」(Bemis)と巻きつけたスキャナチップ。

2. 提案した治療を前向きに検討してもらいやすい

　治療計画を提案するコンサルテーションでは、積極的な姿勢をみせる患者さんも少なくありません。実際に、不適合修復・補綴装置があることに患者さん自身が気がつき、「フロスがいつも切れる。段差があるからやりかえたい」などと申し出る方もいます(図13)。

　また、立体的なデジタルデータの良い点は、咬合状態まで一目でわかるところです。TRIOSなどではクリアランス（修復物・補綴装置を製作する際に必要な対合歯とのスペース）を強調して示せるため、普段の噛んでいる状況がわかったりします(図14)。さらに顎運動まで採得している場合には、顎の動かし方の癖まで見ることができます。実際によくあることですが、「銀歯が何度も外れるからやり直したい」との訴えで来院された患者さんの口腔内をIOSでスキャンすると、クリアランス不足を確認できたりします。そのようなデジタルデータを患者さんに示すと、患者さんも理解しやすく、次の治療の検討にスムーズに移行できる場合が多いです。

図13　モノクロで再現したスキャンデータ

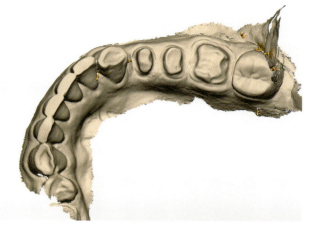

スキャンデータはモノクロ（テクスチャー表示）で再現ができるものもある。モノクロだと、不適合修復・補綴装置の段差やチッピングなどが、さらにわかりやすい。

図14　クリアランスを示したスキャンデータ

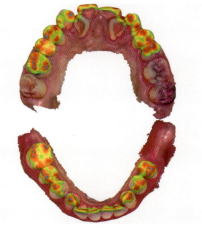

クリアランスを明確にできるため、口腔内の状態によってはスキャン後すぐに担当歯科医師や歯科技工士に確認してもらうことがある。

3. プラークコントロールの改善につながる

　IOSによるスキャンデータを使用したセルフケア指導では、「どこを注意して磨いたらいいのか」や「ここはどうやったら磨けるのか」ということを患者さんが理解しやすいため、指導後の来院時にはプラークコントロールが改善される方が以前に比べて多いと実感しています。そして、改善前と改善後のプラーク染色した口腔内をスキャンデータで見てもらうと、その違いも一目瞭然となるため、患者さんと一緒に喜びを共有できます。それがまた信頼構築につながり、よりよいお口にしたいという相談を受けることも増えました。

　患者さんの健康意識を向上させるツールとして積極的にIOSの活用をお勧めしたいです。

05　修復・補綴治療への歯科衛生士の関わり

　IOSによるスキャンデータはモノクロでの再現や、拡大、あるいはさまざまな方向から確認できるため、修復・補綴装置に関しても歯科衛生士から患者さんにお伝えできることは多々あります。

　まず、補綴装置のマージンの不適合やチッピングなどに気づくことがあります。不適合なマージン部やインレーと歯面との段差にはプラークが残りやすくなり、プロフェッショナルケアでは取りきれないこともあります。また、補綴装置の材質によってプラークの付着の違いが一目瞭然です。ジルコニアや二ケイ酸リチウムには傷がつきづらいためプラークも付着しづらいですが、メタルやプラスチック素材のものは傷がつきやすくプラークが付着しやすい傾向にあります(図15)。このようにわかりやすい３Ｄデータがあることで、修復・補綴装置の材質の違いを説明することもできますし、時に補綴装置再製の相談を受けることもあります。

　修復・補綴装置の製作にあたっては、プラークコントロールのしやすい形態という点で、歯科技工士から相談を受けることもあります(図16)。とくにブリッジのポンティックの形態については、審美性と清掃性のどちらを優先すべきか、歯科技工士も悩むことがよくあるようです。そのため患者さんの性格やプラークコントロール状況を聞かれることがあります。

　歯科衛生士の主な業務ではないですが、歯科技工士と連携して修復・補綴装置製作に関わることができると、普段の患者さんの口腔内の観察の仕方も変わってきます。マージンの位置を歯肉縁下にするのか歯肉縁上にするのか、補綴装置の立ち上がりはどのような形態なのか、またポンティックの形の清掃のしやすさはどうかなど、歯科衛生士もさまざまな視点で口腔内を見るようになっていきます。プラークの付着につねに意識を向けているのは歯科衛生士ですので、担当歯科医師や歯科技工士に説明することで、チーム医療でも大きな役割を果たせると考えます。

図15　材質によるプラークの付着の違い

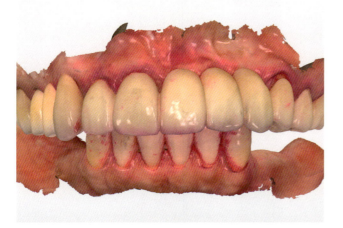

上顎前歯部のジルコニアにはプラークがあまりついていないが、下顎の天然歯にはプラークが付着している。CAD/CAM冠の境目やメタルにもつきやすい。

図16　歯科技工士との連携

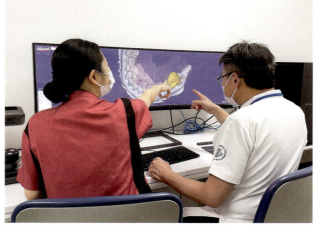

歯科衛生士と修復・補綴装置の設計を担う歯科技工士との連携。

06 IOSを活用したメインテナンスの実際

ここでは、IOSを使ったメインテナンスを、事前準備の段階から順をおってみていきます。

1. スキャン前の器具の準備

メインテナンスに必要な器具等の準備をします。IOS、滅菌されたスキャナチップ、プラーク染色剤、超音波スケーラー、ポリッシングブラシ、ワセリン（口唇へのプラーク染色剤の付着防止に使用）などです（図17）。

とくに有線タイプのIOSの場合、距離が遠いと操作がしづらくなるため、患者さんをお通しする前にあらかじめ歯科用ユニットのそばに寄せておきます（図18）。

図17　器具等の準備

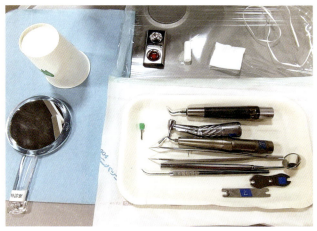

口腔内の修復・補綴装置や歯列の状況に応じて、適切な器具、研磨剤等を用意する。

図18　歯科用ユニットから近い位置に配置

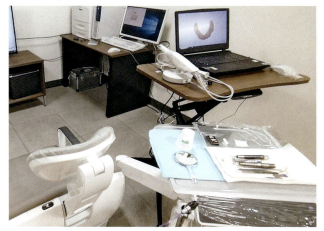

作業しやすいようセッティングする。遠い位置だと作業しづらいだけでなく器具の落下や思わぬ事故に発展する可能性もあるため、余計な動きをせずに済むよう環境を整えておく。

2. スキャナチップの選択と患者さんの登録

スキャナチップは使用を重ねていくと、ミラーの部分に傷が多くついてきます。傷が多いスキャナチップでのスキャンは的確かつ迅速に行うことができなくなるため、準備の際は、スキャナチップのミラーの部分の状態も確認したうえで使用するチップを選択します**(図19)**。

次に、あらかじめ患者さんのデータファイルやオーダーシートを作成しておきます。光学印象が初めての患者さんの場合は、患者登録から行います。TRIOSのシステムでは、画面左上の「新しい患者」をクリックすると、「患者のID（カルテ番号）」「名」「姓」「生年月日」「メールアドレス」「注意（コメント）」を入力できます**(図20)**。各医院で入力項目を決めておき、入力します（50ページ参照）。必要事項を入力したら送信先を選択します。

図19　スキャナチップの傷の確認

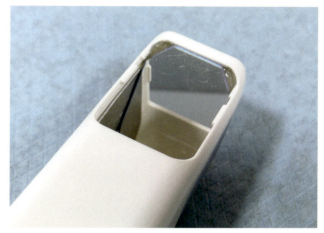

使用を重ねるとミラーの部分に傷がついてくる。多量の傷がついているとスムーズにスキャンできなくなってしまう。

図20　患者さんの登録（TRIOS）

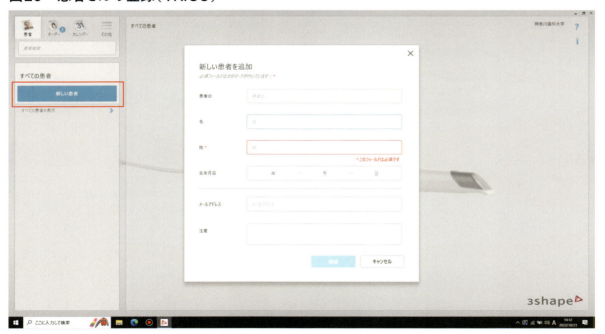

さまざまな項目を入力することができる。

●オーダーシート

「オーダーシート」とは、一般的には歯科技工士に技工物製作を依頼する詳細が書かれたシートのことですが、IOSによるスキャンデータは口腔衛生指導でも活用できるため（研究用模型の製作）、これらも含めて「オーダーシート」と呼ぶことがあります。IOSのデータを扱うソフトウェアに「オーダーシート」というボタンが割り当てられていたりします。

3. オーダーシートの作成

歯科衛生士によるIOSを使用した指導は治療とは異なり、研究用模型（スタディモデル）製作用の印象採得に該当します。TRIOSの場合、画面上では基本的には「スキャンのみ」をクリックします（図21）。

すでにスキャンしたことのある患者さんの場合はカルテ番号などから検索し、該当患者さんを選択したら「新しいオーダー」をクリックし（図22）、送信先を選択して「スキャンのみ」を選びます。

図21　新規登録患者さんのオーダーシート作成（TRIOS）

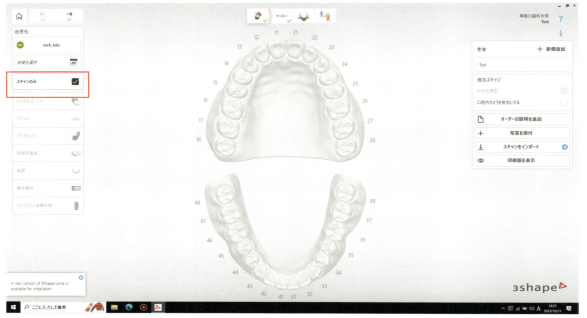

修復・補綴装置製作では「シングルユニット」などをクリックするが、口腔衛生指導で使用するデジタルデータは「スキャンのみ」。

図22　登録済み患者さんのオーダーシート作成（TRIOS）

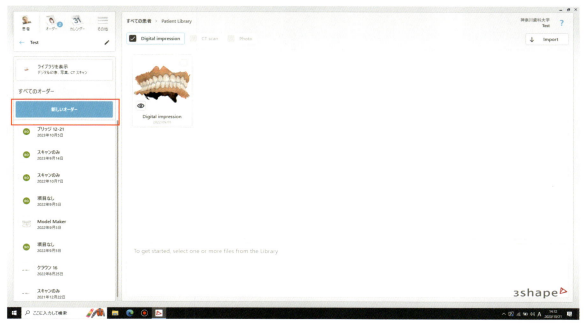

以前スキャンしたことのある患者さんの場合は、患者情報を出し、「新しいオーダー」を選択する。

4. パソコン周辺機器の準備

歯科衛生士がIOSを使用する際、スキャンやデータ不足の修正作業は1人で行うことが多いです。そのときに患者さんの口腔内に触れたグローブでキーボードやマウスなどに触れるのは、感染防止の観点から避けなければなりません。そのため、79ページで取り上げたようにあらかじめキーボードやマウスなどにラップを巻いて、清潔域と不潔域を区別しておきます(図23)。そして汚染されたグローブで触れるときはラップの上から操作します。一通りデータの採得が終わったらラップを外し、清潔な素手で触れます。必要に応じてIOS本体にもラップを巻いておくとよいでしょう(78ページ参照)。

ここまでの作業を行っておくと、歯科用ユニットに患者さんをお通しした後、すぐにプラーク染色やスキャンに取り掛かることができスムーズです。

図23　パソコン周辺機器の準備

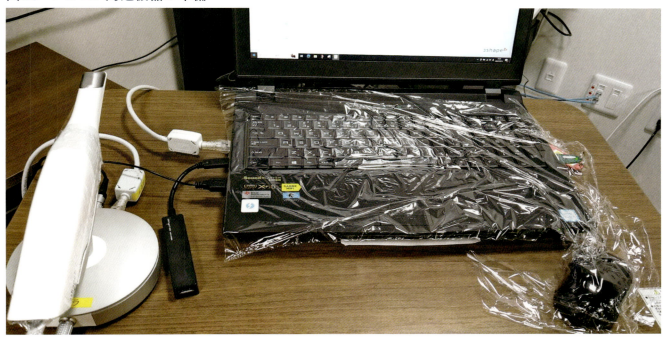

IOS本体やマウスにラップを巻き、患者さんごとに取り換える。そうすることにより院内感染を予防する。

5. IOSによるスキャン

患者さんを歯科用ユニットへ誘導後、従来のメインテナンス同様にプラーク染色まで進めたら、IOSでスキャンをしていきます。その際、IOSの機器のことやIOS使用の利点などを先に説明しておくと、患者さんに受け入れてもらいやすくなります。

スキャン中の注意事項を次ページに示します。手際よく行うようにしましょう。

患者さんにも伝えておくとよいIOSの利点

- 奥歯の磨き残しが確認しやすい
- 前歯の裏側の磨き残しも、簡単に確認できる
- 歯ぐきの状態を記録できる
- データを保存しておけるため過去のデータと比較して見ることができる

など

6. スキャンデータの後処理の実行

スキャンが終了したらチェアを起こし、患者さんに洗口してもらいます。その間に、不足したデータを補うために、パソコン上で後処理の操作を実行します**(図24)**(70ページ参照)。

図24　後処理の実行（TRIOS）

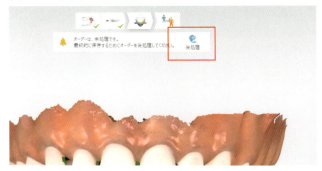

後処理の操作を実行する。

NOTE　IOSでのスキャン中の主な注意事項

□ スキャナチップで歯肉や骨隆起、筋突起に触れない
　IOSでのスキャン時、スキャナチップが患者さんの歯肉や骨隆起、筋突起にあたると痛みを生じるため、触れないように注意します。

□ IOSの大きさをスキャン前に患者さんに伝えておく
　IOSによっては大きいものもあるため、あらかじめ患者さんにその旨をお伝えしてからスキャンを始めます。特に最後臼歯遠心はスキャンしづらいですが、患者さんにお口を閉じていただくことでスキャンしやすくなります（60ページ参照）。

□ 再現性の高いスキャンを心掛ける
　歯科衛生士がIOSで採取したスキャンデータは、磨き残し部位などを患者さんへの指導に活かしたり、う蝕や不適合補綴装置を確認して、歯科医師や患者さんとのコンサルテーションに使用したりします。不足のない口腔内のデータは今後の比較にも役立ちますから、できる限り患者さんの口腔内を再現できるよう心掛ける必要があります。

□ 清潔域、不潔域を区別する
　歯科衛生士は口腔内のスキャンからパソコン操作までを1人ですることが多いです。前ページで示したように、パソコンやマウスにはラップをかけて、清潔域と不潔域を区別しておくことが大切です。

□ IOSによるスキャンの練習をする
　スムーズに口腔内をスキャンし、パソコン操作もできるよう何度も練習を行うことが必要です。スキャン時間とデータの枚数を最小限に抑えることが、患者さんにとってもスタッフにとっても良い治療につながります。

7. 口腔内状態の患者さんへの説明とセルフケア指導

　後処理後は、スキャンした口腔内を患者さんと確認します（**図25**）が、スキャンデータは手鏡や写真よりも、口腔内のどこに問題があるのかを患者さんが理解しやすいです。また、プラークを染色した口腔内が画面上に大きく映し出されるため驚く患者さんは多く、中には身を乗り出す方もいます。手鏡で確認するよりもインパクトが大きく、患者さんへの印象づけには最適です。患者さんによってはスマホのカメラで画面撮影を申し出る方もいます。これは、従来の方法にはなかったことで、いかに印象強いかがよくわかります。

　また、プラーク染色をしたスキャンデータを以前の状態のものと比較する場合は、以前のデータを先に確認してもらってから当日にスキャンデータを見てもらうと、より変化が伝わりやすいです。

図25　プラーク染色後の口腔内

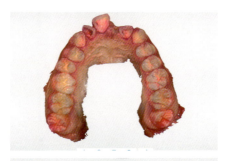
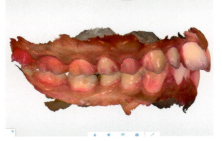
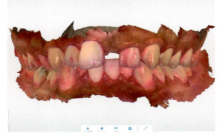
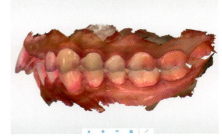
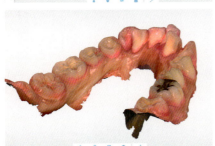
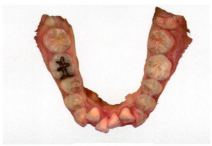

スキャンデータを動かしながら、プラーク付着部位や歯肉退縮部位などの口腔内状態を、患者さんとともに確認していく。歯石を認めた場合は、付着部位やプロフェッショナルケア時に除去する旨の説明も行う。そして、歯並びや補綴装置の状態を考慮しつつセルフケア指導も実施。モチベーションアップや口腔内への関心が得られるよう努める。

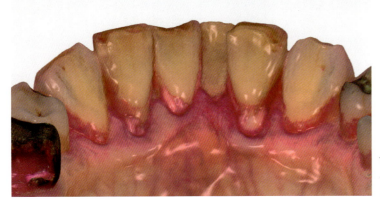

歯石の好発部位は下顎前歯部舌側や上顎臼歯部頬側。手鏡だと合わせ鏡を使用しないと確認できず、患者さんが確認しづらい。しかしIOSによる画像であれば説明は容易。

8. 患者さんへの資料提供

　当科では、セルフケア指導やプロフェッショナルケアの後は、お口の状態を示した画像をプリントアウトして患者さんにお渡しするようにしています。患者さんがご自宅でも磨き残し部位を確認できますし、指導内容も記載しておりますので、振り返ることができます（**図26**）。写真は5枚法を基本に、プラーク付着の目立った部位を拡大したものを提供するのも有効です。

図26　患者さんに提供する資料

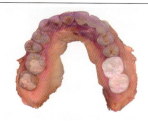
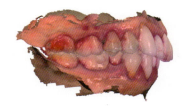
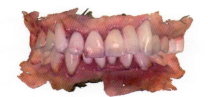
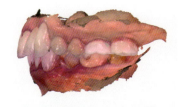
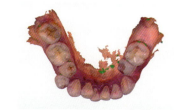

スキャンデータから必要なものをプリントアウトして患者さんにお渡しすると、ご自宅でも苦手な部位を確認できる。セルフケア時に役立ててもらう。時間的な変化（改善）も患者さんのやる気度アップにつながる。

別冊 歯科衛生士 THE JOURNAL OF DENTAL HYGIENIST

はじめの一歩に最適の一冊！
インプラントスタッフ向け入門書の決定版

新版 みるみる理解できる
スタッフ向け
図解 インプラント入門

監修 中島　康／柏井 伸子／小川 勝久　　執筆 前田千絵／丸橋理沙／山口千緒里

ビジュアルで見せるレイアウト、
見開き2～4ページ1項目を原則としたページ構成で、入門者にやさしい！
初版に、最新のエビデンス、インプラント器具・器材を加えた最新版！

本書の特長1 インプラント治療に携わるスタッフのための入門書です。

本書の特長2 どのページも豊富な写真とイラストで、直感的にわかるよう示しています。

本書の特長3 術前、術中、術直後、メインテナンスごとにスタッフのすべきこと、習得しておきたい知識がわかります。

本書の特長4 よくあるインプラントの術式および補綴処置の流れや介助時のポイント、準備する器具・器材を、写真で見ることができます。

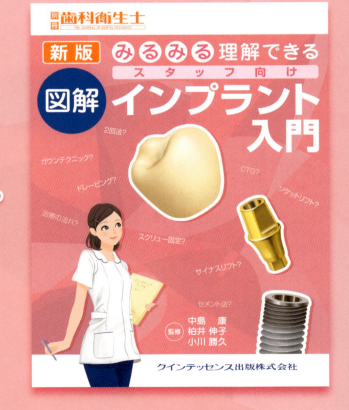

QUINTESSENCE PUBLISHING 日本　●サイズ：A4判変型　●128ページ　●定価3,960円（本体3,600円+税10%）

クインテッセンス出版株式会社
〒113-0033　東京都文京区本郷3丁目2番6号　クイントハウスビル
TEL 03-5842-2272（営業）　FAX 03-5800-7592　https://www.quint-j.co.jp　e-mail.mb@quint-j.co.jp

PART 7

修復/補綴・インプラント・アライナー矯正治療におけるIOSの応用

北道敏行

注意：
本パートで示す、修復・補綴治療、インプラント治療、アライナー矯正治療に直接関係する印象採得や光学印象は、歯科医師でないと行えません。ただし、アシスタントワークや口腔衛生指導で患者さんに関わるうえでは、知っておきたい内容です。

01 IOSを活用した修復・補綴治療

修復・補綴装置製作における口腔内スキャナー（IOS）の使用は、臨床にさまざまな変化をもたらしています。光学印象が可能な条件さえ口腔内に整っていれば、印象材や石膏模型を必要とせず、光学印象によって採得したスキャン

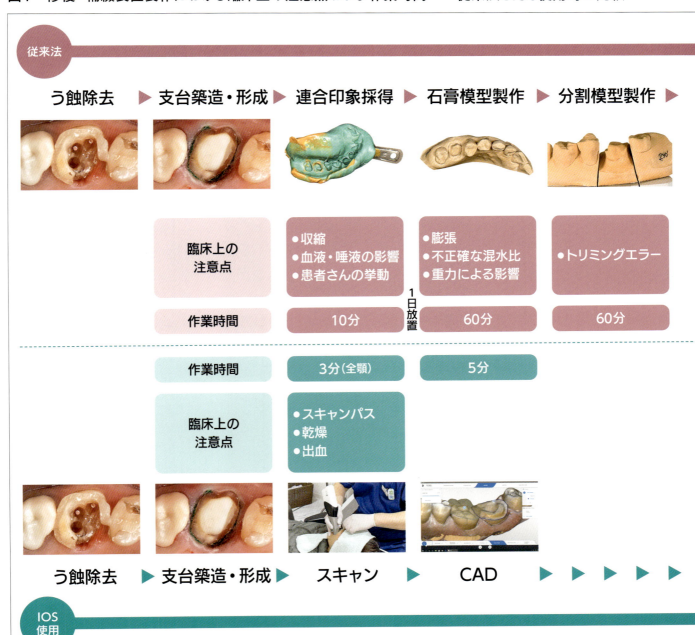

図1 修復・補綴装置製作における臨床上の注意点および作業時間──従来法とIOS使用時の比較

従来法では、印象材や石膏練和は混水比を厳重に守る必要がある。混水比が適当だと印象体や石膏模型に変形が起き、修復・補綴装置の適合精度に影響を及ぼす。また混水比が正確であったとしても、作業を行う歯科衛生士や歯科技工士に十分な経験値と学術的裏付けがないと、精度の高い修復・補綴装置を製作することは不可能。つまり従来法には、各ステップで精度に影響する「材料学的因子」と「ヒューマンエラー」が存在する。

データをパソコン（ソフトウェア）で編集し修復・補綴装置を設計できます。パソコンでミリング機を制御し、設計した修復・補綴装置製作が可能です**(図1)**。これは院内水平感染防止や、材料費・人的時間経費の節約につながるだけでなく、医療廃棄物の減少にもなり、環境面においても優しいです。

この歯科医療のデジタル化の流れは世界規模のもので、日本国内においては多少の制約はあるものの保険適用がなされ、わずかながらではありますが適応範囲は拡大傾向にあります。

ここでは修復・補綴治療におけるデジタル機器を活用した治療について、臨床例を用いて説明していきます。

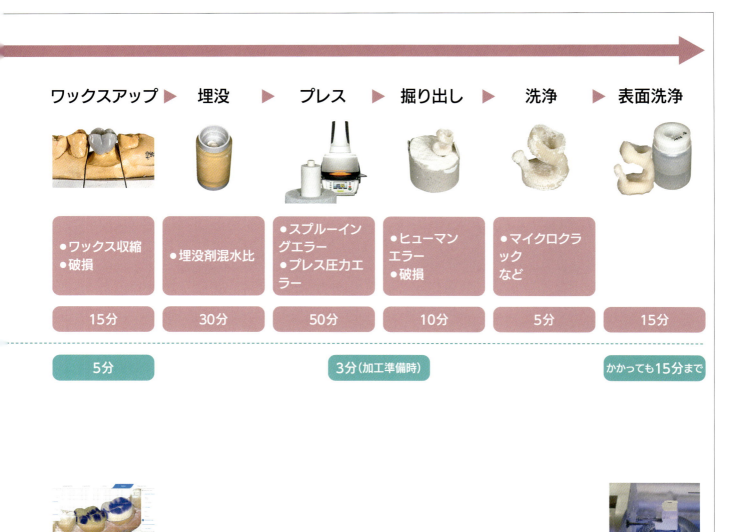

一方、IOSによる印象採得で注意すべきことは、歯科医師による「出血のコントロール」と「スキャンパスの厳守」のみである。従来法にあった材料学的因子やヒューマンエラーは存在しない。しかも印象材や石膏練和、模型製作などの作業が必要なく、診療に関わる時間的要素も大きく変化する。そのため、空いた時間にカウンセリングや歯科衛生士業務に専念できる時間も確保される。さらには即日修復も可能となり、治療歯の感染汚染防止にもつながる。医院側にとっても患者側にとってもデジタル化の与える恩恵は大きい。

1. チェアサイド完結型のCAD/CAM装置による即日治療

　チェアサイドで使用できるCAD/CAM装置の登場によって、修復・補綴装置の即日治療（自由診療）が可能となりました（**図2、3**）。その代表的なシステムが、半世紀以上の歴史を持つCEREC（デンツプライシロナ）です（**図4**）。近年は他のシステムでも即日治療が可能になってきています。

　修復・補綴装置の即日治療の利点としては、形成した当日に修復・補綴装置の接着が可能なことです。これにより患者利便性の向上だけでなく、高い辺縁封鎖性が得られ、再治療のリスクを減少させます。しかも、時間を有効に活用できるため、患者さんのデンタルIQの向上にもつなげられます。

図2　チェアサイド完結型の即日修復・補綴治療における一連の流れ

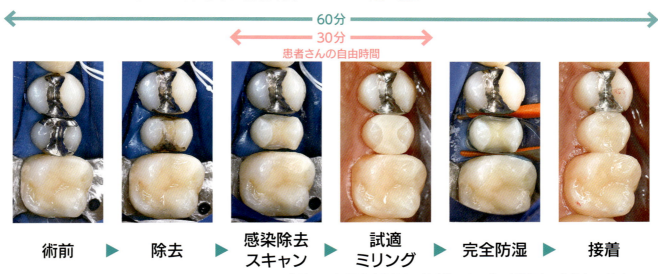

修復・補綴装置の焼成やステインの付与などを必要としない症例では、浸潤麻酔開始から治療終了までが1時間程度で完結する。治療ステップの中の装置設計から加工終了（スキャン～ミリング完了）までの約30分間は、患者さんにとっては「自由時間」となる。即日治療では、この時間を有効活用できる。

図3　即日治療における患者さんの「自由時間」の有効な使い方

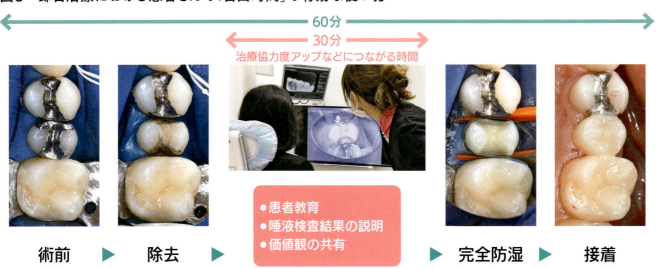

空いた時間に、たとえばマイクロスコープで撮影した写真などを利用した治療内容の説明や、唾液検査結果と口腔内の関連などの説明ができる。この時間の利用によって、患者さんのデンタルIQや治療協力度を著しく向上させられる。説明終了時には、修復・補綴装置は完成しており、それを接着して治療を完了する。

図4　即日治療が可能なCEREC

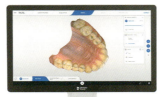
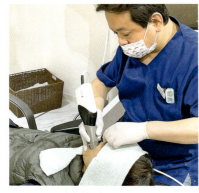
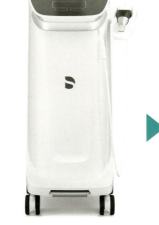
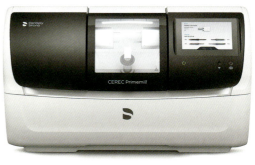

チェアサイド完結型CAD/CAM装置として代表的なシステム。チェアサイドファーネス（歯科用セラミック・ジルコニア焼成機）もシステムに組み込まれており、歯肉縁上にマージンラインの設定および完全防湿が可能な症例では、その性能を最大限に発揮できるシステムである。

2. アウトソーシング型のCAD/CAM装置による治療

　症例によっては、光学印象採得が困難で、修復・補綴治療時に光学印象と従来法を用いた連合印象採得法を行うことがあります（図5）。従来法で製作された石膏模型は、従来と同様に歯科技工所（アウトソーシング）で分割済み作業模型を製作します。その分割済み作業模型をIOSでスキャンし、口腔内のデータとマッチングさせて、デジタル模型を製作していきます。以降の修復・補綴装置設計の工程は、デジタル上で行っていきます。そのため従来法のみよりも効率的です。従来法と光学印象のいいとこ取りといえる方法です。

　デジタル模型製作後は、パソコンにインストールされたソフトウェア等を使用して修復・補綴装置製作を進めていきますが、各社さまざまなソフトウェアがあるため、それぞれに適したフォーマットへの変換が必要です。このような他社のソフトウェアや機器を組み合わせて修復・補綴装置を製作するシステムを「オープンシステム」と呼びます。オープンシステムを使用するうえで重要なことは、各企業間でのシステムの互換性の検証がなされていることです。

図5 アウトソーシング型のCAD/CAM装置による補綴装置製作

図5-a

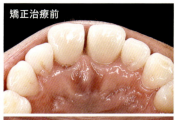
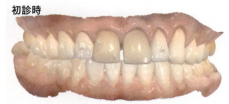
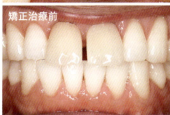
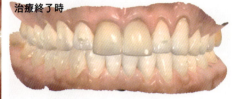

補綴装置製作時の口腔内写真およびIOSによるスキャンデータ。本症例では、矯正治療にて正中離開を改善し、矯正終了後に 21｜12 のジルコニアを除去して補綴装置製作を行うこととなった。もともと装着している補綴装置（ジルコニア）のマージンが著しく歯肉縁下にあるため、従来法とIOSによる連合印象採得法を用いた。

図5-b

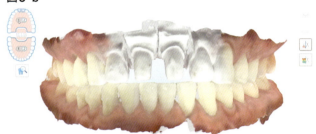

従来法で製作した石膏模型を歯科技工所で分割し、作業模型を製作する。その分割済み作業模型をIOSでスキャンし、口腔内のデータとマッチングさせて、デジタル模型を製作。

図5-c

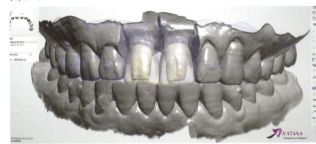

本症例は、光学印象ではiTero（インビザライン・ジャパン）を、補綴装置の設計（CADソフトウェア）にはDental System（3Shape）を、補綴装置の製作（CAMソフトウェア）にはhyperDENT（ジオメディ）を、ミリングにはMD-500S（キヤノン電子）を使用した。そのためデジタル模型はまず、クラウドを経由して3Shapeラボシステムに適したフォーマットへ変換を行った。

図5-d

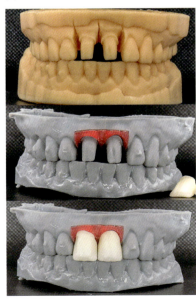

3Dプリンターを使用したデジタル模型。写真の3種類の模型は、それぞれ異なるシステムで製作している。

図5-e

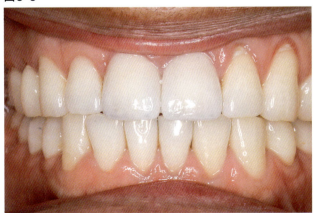

口腔内に装着された補綴装置（ジルコニア）。

3. チェアサイド完結型とアウトソーシング型の CAD/CAM装置による治療

症例によっては、チェアサイド完結型のCAD/CAM装置とアウトソーシング型のCAD/CAM装置を組み合わせて修復・補綴装置の製作を行うことがあります。各企業間で互換性の検証がなされているシステムであれば、修復・補綴装置の生体適合性はすばらしいものです（**図6**）。

図6　チェアサイド完結型およびアウトソーシング型のCAD/CAM装置による補綴装置製作

図6-a〜d

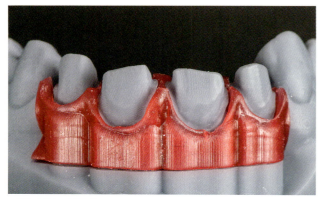
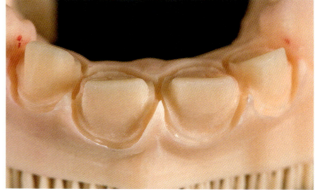
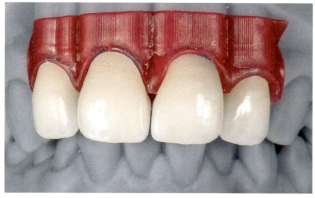
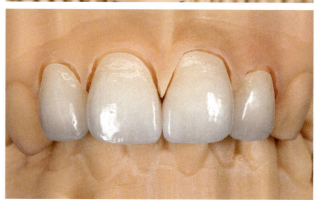

上顎前歯部の補綴装置製作にあたり、歯冠部はチェアサイド完結型CAD/CAM装置（CEREC）によって、模型やガム模型は院内ラボ（歯科技工士）に依頼して製作した。

図6-e

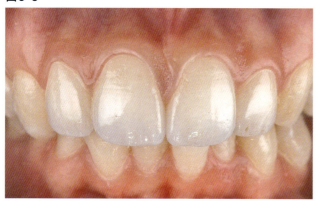

5年経過した前歯部。まだ経過は浅いが歯肉の状態は良好。「患者さんの質の高いプラークコントロール」と「補綴装置の優れた適合性」と「歯科衛生士による健康管理」の賜物といえる。

02 IOSを活用したインプラント治療

歯科におけるデジタル技術の進歩は、インプラント治療でも、歯科医院側と患者側それぞれに大きな恩恵を与えたといっても過言ではありません。その一連の流れを臨床例を使用して説明します(**図7〜14**)。また**図15〜18**、**表1**には、デジタル機器を活用したインプラント治療の注意点を示します。

図7　インプラント治療のワークフロー

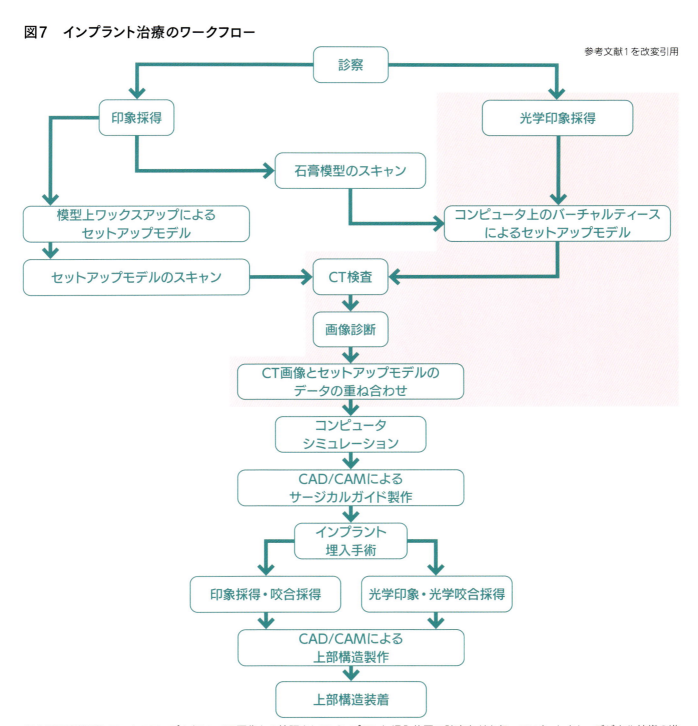

参考文献1を改変引用

従来は石膏模型にワックスアップを行い、CT画像との検証をしてインプラント埋入位置の診査などを行っていた。しかし、デジタル技術の進歩によりIOSデータ(STL)とCT画像(DICOM)の重ね合わせをパソコン上で行うことが可能となった(ピンクの部分)。

図8　CT画像とIOSによるスキャンデータの重ね合わせによる埋入位置の決定

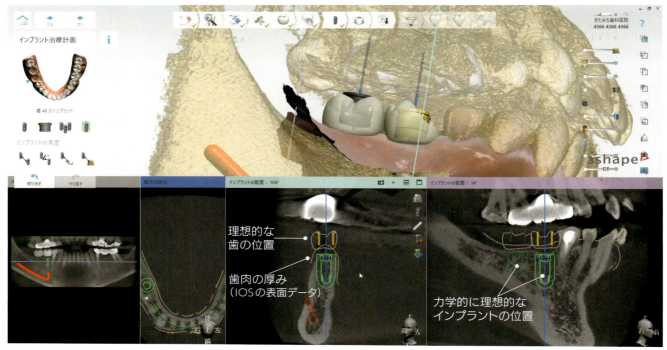

パソコン上で理想的な歯の位置を決定し、歯の位置に対して力学的にもっとも安定するインプラントの位置と長さ・直径を決定する。石膏模型では不可能だったが、光学印象により歯肉の厚みや下歯槽管、上顎洞との位置関係を三次元的に統合して診断することが可能に。この情報を元にCADソフトウェア上でサージカルガイドを設計し、CAMソフトウェアで3Dプリンターやミリング機を制御して、サージカルガイドを製作する。

図9　CT画像（DICOM）とIOSによるスキャンデータ（STL）の重ね合わせ

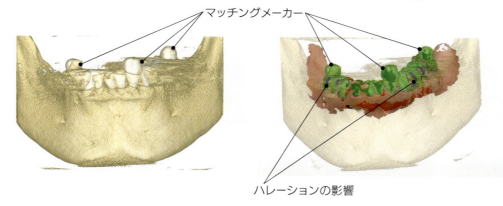

歯の色が緑色で表示されており、良好な三次元的重ね合わせであることがわかる。この状態から**図8**が示すように歯の位置を決定し、それに対してインプラント埋入位置を診断していく。

図10　製作したサージカルガイド

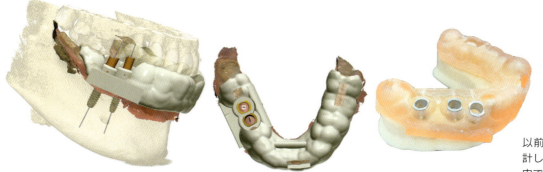

以前は1週間以上かけて設計していたものが1時間以内で設計可能となった。

図11　製作したサージカルガイドの適合状態の確認

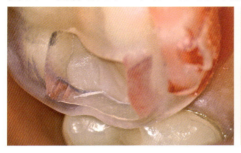 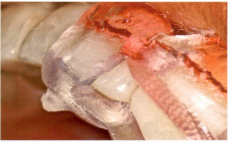

適合状態をマイクロスコープで確認したところ、隣接面から歯の小窩裂溝に至るまで一切の間隙を認めなかった。サージカルガイドはインプラントの埋入時に使用することにより、予期せぬトラブル、外科的侵襲を軽減でき、手術時間の短縮にもつながる。従来の石膏模型から製作されるサージカルガイドでは、石膏の硬化膨張により、ここまでの口腔内適合性を得ることは難しいとされている。

図12　インプラント埋入後のCT画像

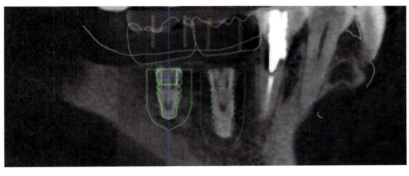

治療計画に沿った骨内の位置にインプラントが埋入されているのがわかる。

図13　上部構造製作のためのIOSによる印象採得

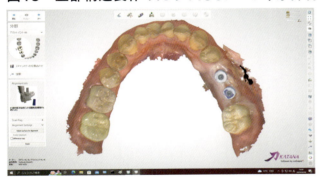
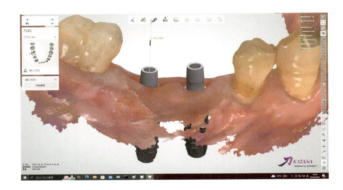

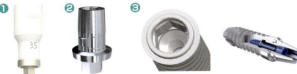

インプラント（❸）にTi-BASE（❷）を装着し、Ti-BASEにスキャンポスト（❶）をはめ込み、IOSでスキャンする。スキャンポストは埋入したインプラントの情報をCADの画面上に反映し、CADソフトウェア上で上部構造を設計していく。従来の印象法による上部構造の製作と比較して時間および材料経費の大幅な削減を可能にした。

図14　製作したカスタムアバットメントとスーパーストラクチャー（e.max CAD、イボクラール・ビバデント）

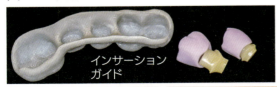 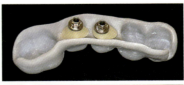

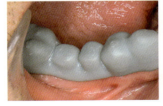 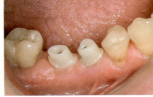 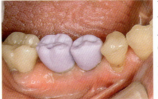

インサーションガイド（装着位置をガイドする装置）により、ほぼ無調整でアバットメントやスーパーストラクチャーの装着が可能となる。IOSによるデジタル技術は時間経費を大幅に削減する。アバットメントのインサーションガイドも製作可能である。

図15　注意点❶ 座位によるCT撮影を

座位用CT	立位用CT

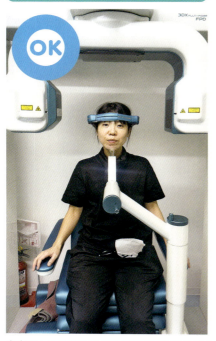
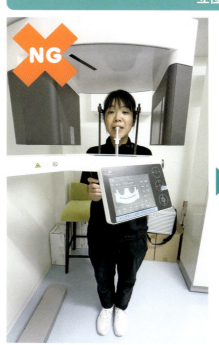
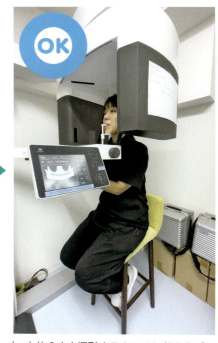

患者さんの頭部と身体の固定が可能な座位撮影ができるCTは、撮影時のブレが起こりにくい。一方、立位のまま撮影するCTでは、細かなブレが発生しやすく、IOSデータとのマッチング時にもブレに気づくことがある。再撮影は患者さんとの信頼関係に大きな溝を生む可能性もあるため、立位用であっても座位の姿勢での撮影が望ましい。デジタル機器は魔法の道具ではなく、アナログ診療の基本を厳守することで結果につながる。

表1　CT撮影前に患者さんに伝えておきたいこと

❶呼吸は浅く
身体が揺れますので、浅く呼吸をしてください。なお、息を止める必要はありません。

❷唾液を飲む
撮影中は動かないように、唾液を「ごっくん」と飲んでください。

❸ギュッと噛む
顎が動かないように、ギュッと噛んでください。

❹目を閉じる
CT装置の腕が回転しますが、目線で追わないよう目を閉じてください。

図16　注意点❷ CT撮影では前歯を咬合させない

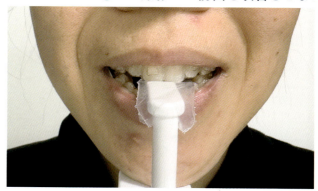

CT撮影時、上下顎が接触しないように、必ずバイトプレートやガーゼなどを噛ませる。上下顎が咬合した状態で撮影したCT画像では、IOSのスキャンデータとのマッチングが行えないため注意する。

図17　注意点❸ 再現性の高い印象採得を

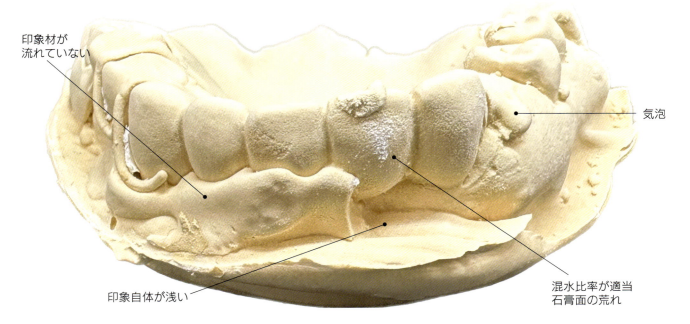

印象材が流れていない

気泡

印象自体が浅い

混水比率が適当
石膏面の荒れ

従来法の印象と併用する際、不完全な印象から得られる石膏模型では、当然ながら確実な診査・診断は不可能である。IOSを使用したインプラント治療でも、従来法の印象で求められるものは何ら変わらない。IOSは魔法の機器ではない。

図18　注意点❹ 再現性の高い光学印象採得を

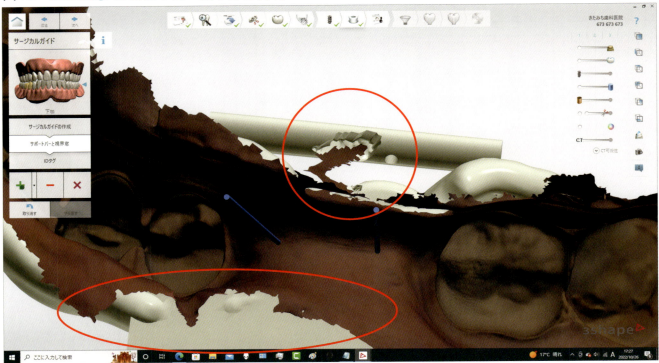

補強線の干渉によるエラー（画像のみだれ）や、正常にスキャンされていない歯肉面へのサージカルガイドの食い込みが認められた口腔内のスキャンデータ。歯肉の辺縁の不整形やスキャンデータに欠けなどがある場合、サージカルガイドのCAD変換時にエラーを引き起こす。デジタル機器を使っても求められる印象の再現性は、従来の印象とまったく同じである。

03 IOSを活用したアライナー矯正治療

近年、アライナー矯正治療の需要が増加しています。そのシステムには、「クリアコレクト」（ストローマン・ジャパン）などのように他社のソフトウェアや機器の組み合わせが可能な「オープンシステム」と、「インビザライン」（インビザライン・ジャパン）などのように組み合わせができない「クローズドシステム」があります。

アライナー矯正治療でのIOSによるスキャンも、経過をみるために規格写真であることが大切です。そして、精密印象・概形印象に関わらずスキャンの方法は院内で統一しておくことも重要です。

ここでは、**図19〜22**に歯科医師によるスキャン時の注意点やポイントを示します。

図19 咬合面からのスキャン時のポイント（iTero）

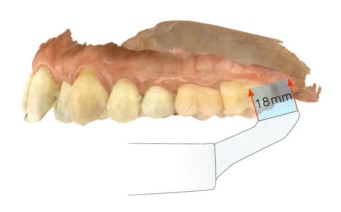
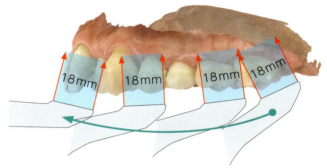

IOSのスキャンでは、被写界深度（ピントの合う距離、18mm）に注意が必要である。そのためレンズ部は、歯に接触させながら移動させる。なお、iTeroのレンズ部は遠心側がスキャンしやすいように傾いている。

図20 最後臼歯遠心側スキャン時のポイント

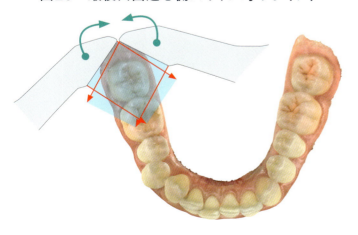

最後臼歯遠心側のスキャンは、舌側もしくは頬側から回し込むように動かす。

図21 歯列不正部スキャン時のポイント

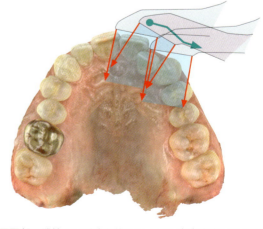

歯列不正部の隣接面は近遠心的にカメラをジグザグに傾けてスキャンする。

図22　スキャン時に特に注意が必要な部位（TRIOS 5）

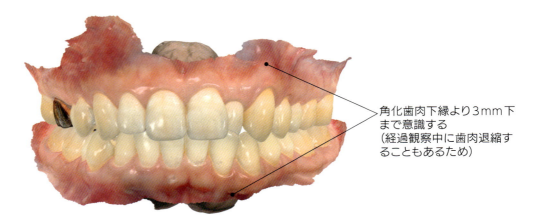

角化歯肉下縁より3mm下まで意識する
（経過観察中に歯肉退縮することもあるため）

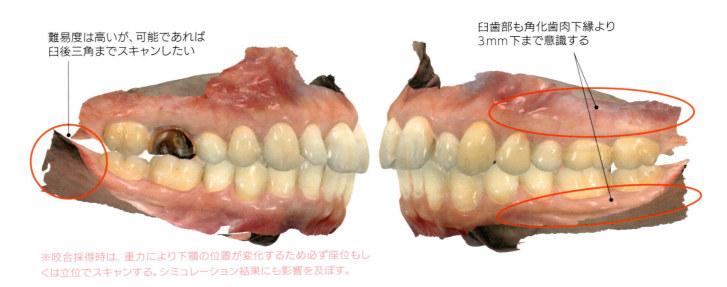

難易度は高いが、可能であれば臼後三角までスキャンしたい

臼歯部も角化歯肉下縁より3mm下まで意識する

※咬合採得時は、重力により下顎の位置が変化するため必ず座位もしくは立位でスキャンする。シミュレーション結果にも影響を及ぼす。

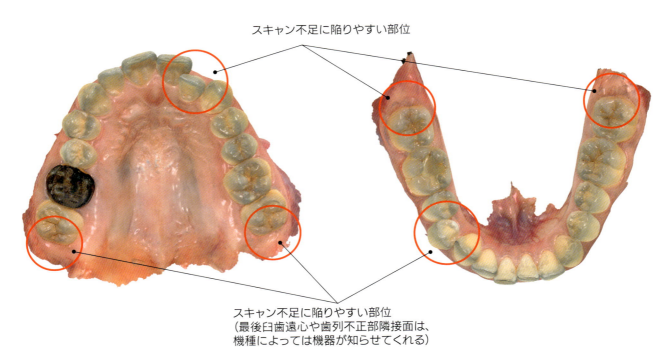

スキャン不足に陥りやすい部位

スキャン不足に陥りやすい部位
（最後臼歯遠心や歯列不正部隣接面は、機種によっては機器が知らせてくれる）

図23、図24にiTeroで撮影したスキャンデータの良い例・悪い例を示します。悪い例をみると、スキャン不足により患者さんに正しいカウンセリングが行えないばかりか、歯の移動様式までもが変化してしまう（治療計画に影響する）のがわかります。注意が必要です。

一方、良い例は、PART4で解説したIOSの操作の基本や図19～22のスキャン時のポイントを守ってスキャンした、理想的なスキャンデータです。IOSの機器は、大きさや重量に差はありますが、レンズ部の大きさの違いは1～2mm程度であることが多いです。ですので正しい操作方法を守っていただければ、機種によるスキャンの難易度はあまり変わらないと感じます。

IOSは非常に便利ですが、魔法の機器ではありません。術者のすべてを映す、ある意味では非情な機器であると筆者は感じることがあります。ここでお伝えしたことを参考に、研究用模型（スタディモデル）でのスキャン時に活かしていただければと思います。

図23　スキャンデータの良い例、悪い例（iTero）

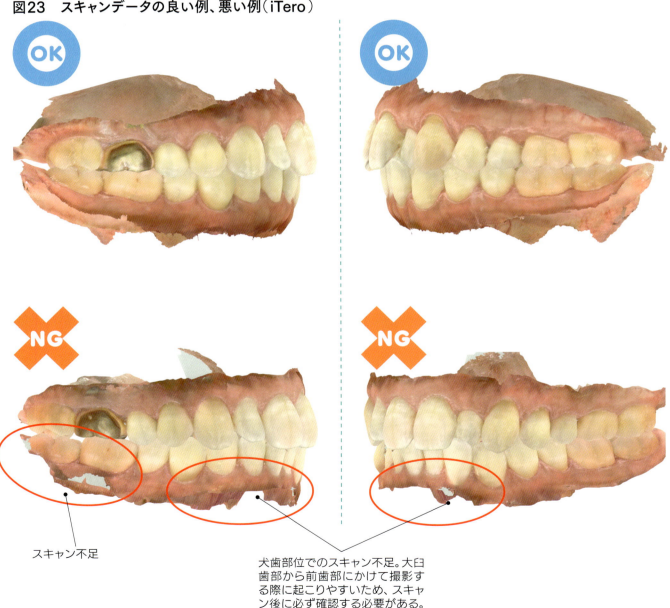

スキャン不足

犬歯部位でのスキャン不足。大臼歯部から前歯部にかけて撮影する際に起こりやすいため、スキャン後に必ず確認する必要がある。

図24 スキャンデータの良い例、悪い例（iTero）

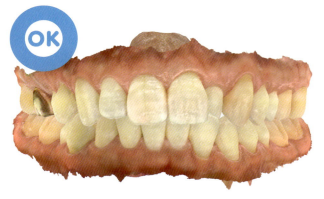
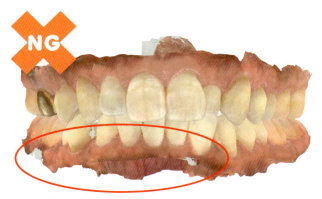

角化歯肉下縁3mmどころか、角化歯肉自体のスキャンが不足。これでは歯肉退縮の比較が行えない。

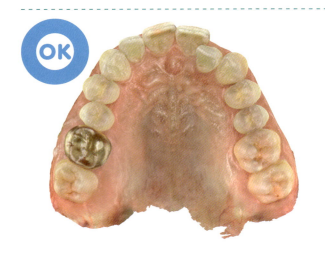
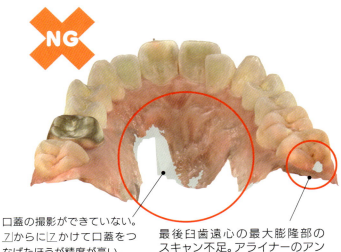

口蓋の撮影ができていない。7_からに_7かけて口蓋をつなげたほうが精度が高い。

最後臼歯遠心の最大膨隆部のスキャン不足。アライナーのアンフィットにつながる要因の1つ。

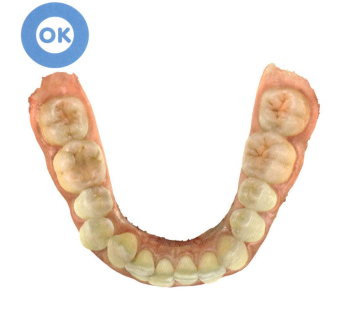
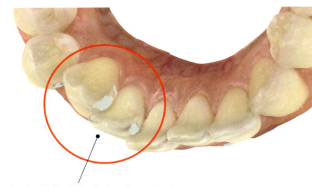

歯列不正部の明らかなスキャン不足

PART 8

その他

星 憲幸

01 将来展望（IOSとDX、使用範囲の拡充など）

1. 今後のIOS活用

口腔内スキャナー（IOS）を中心としたデジタル化の波は、単なる修復・補綴装置のデータ採得の枠から飛び出し、さまざまな形で活用されると思われます。IOSによる口腔内のデジタルデータの共有により、災害時の身元確認（図1）や喪失した補綴装置への即時対応の実現化（図2）、さらにはビッグデータを基としてAIによる口腔内の将来予想も可能となり（図3）、将来にわたる長期治療計画が誰でも簡単に立案できるようになるでしょう。

図1　デジタルマッチングによる身元特定

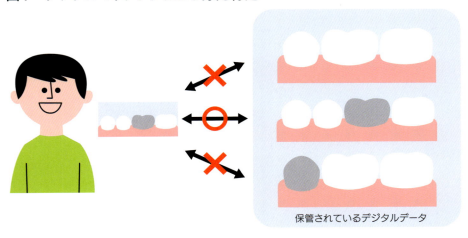

図2　補綴装置の即時対応

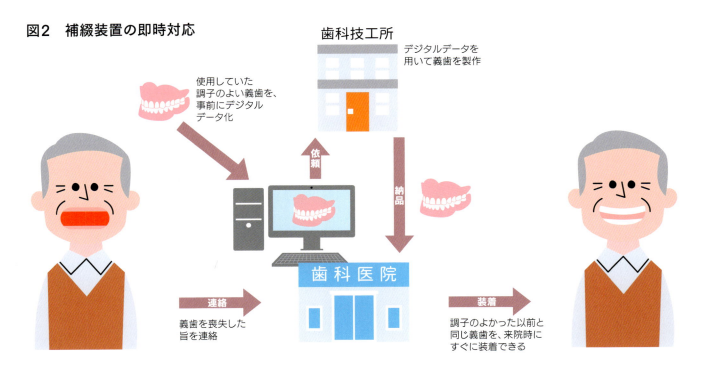

図3 大量のデジタルデータによる将来予測

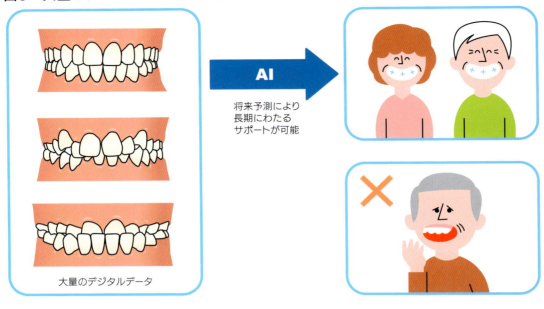

2. デジタル化の将来予想

IOSなどから得られるデジタルデータは医科関連疾患の予防など、歯科治療以外への可能性にも満ちています。現在、歯科と医科の強いつながりがさまざまな面で研究されていますが、近未来には口腔内状態のデータから全身的疾患の予測・予防への期待が高まっています**(図4)**。

図4 口腔内状態のデータから全身的疾患の予測・予防

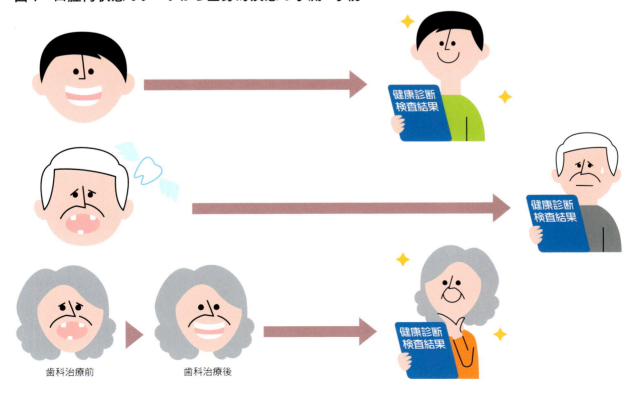

02 歯科医師、歯科衛生士、歯科技工士でのデータ共有化による新しい歯科治療への展望

1. デジタル化の働きかた変容

現在、歯科技工士の減少が問題となっています。技工作業がデジタル化されることで歯科技工士の負担が減るだけでなく、歯科医院と歯科技工所の場所や時間を問わずに、技工依頼を行えます。また、リアルタイムに接続していれば治療時を含め、いつでも情報共有が可能で、よりよい治療を行えます(図5)。

図5　歯科医院と歯科技工所間の情報共有

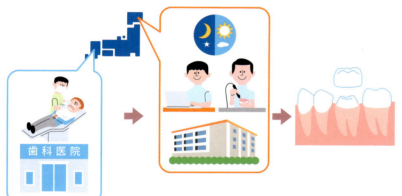

デジタル化により、時間・場所に関係なく連携が可能。さらに、即時情報共有で質の高い診療へ！

2. 歯科関連職種による歯科医療の変貌

歯科衛生士は、患者さんやその患者さんの治療に関わるすべてのスタッフからの情報を含め、口腔内状態をよく知っています。デジタルデータを用いて、歯科医師・歯科衛生士・歯科技工士やその他の医療関係者が治療のための情報共有と管理を行うことで、現在・未来に渡る、より高度で患者満足度の高い医療が実現すると思われます。

図6　関係職種間でのデジタルデータの共有と医療

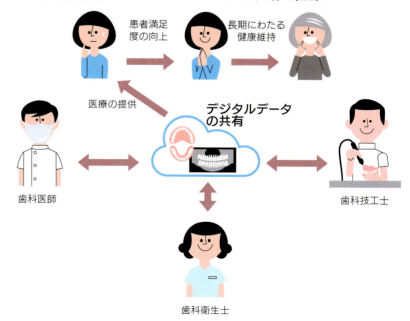

参考文献

PART 2　IOS を理解しよう

1．堀田康弘．口腔内スキャナに使われる三次元光計測法の基礎知識．日補綴会誌．2021;13(4):291-298．

2．村井雄司，齊藤正人，蓑輪映里佳，Syed Taufiqul Islam，小橋美里，榊原さや夏，菅谷裕行，倉重圭史，疋田一洋．小児におけるデジタル印象およびアルジネート印象のストレス評価．日デジタル歯会誌．2019;9(1):1-7．

3．高橋英和．口腔内スキャナーの種類と特徴．日補綴会誌．2021;13(4):299-304．

PART 4　IOS の操作

1．Ma Y, Guo YQ, Saleh MQ, Yu H. Influence of ambient light conditions on intraoral scanning: A systematic review. J Prosthodont Res. 2024 Apr 8;68(2):237-245.

2．Arakida T, Kanazawa M, Iwaki M, Suzuki T, Minakuchi S. Evaluating the influence of ambient light on scanning trueness, precision, and time of intra oral scanner. J Prosthodont Res. 2018 Jul;62(3):324-329.

3．麻生幸三郎，渡辺一功，根来民子，古根淳，高橋泉，山本直樹，野村一史．光過敏性部分発作．てんかん研究．1988;6(2)188-195．

4．Schwendicke F, Tzschoppe M, Paris S. Radiographic caries detection: A systematic review and meta-analysis. J Dent. 2015 Aug;43(8):924-33.

PART 5　IOS の使用後の取り扱い

1．渥美克幸(監著)．歯科医療従事者のための感染制御入門．東京:クインテッセンス出版，2021:92．

PART 6　歯科衛生士臨床における IOS の応用

1．小林茉利奈，Myers 三恵，W. Myers Michael，丸岡靖史．歯科恐怖症患者への対応．Dental medicine research. 2014;34(1):45-48．

2．日本歯科医師会．信頼される歯科医師II．歯科医師の職業倫理(平成20年8月)．https://www.jda.or.jp/jda/about/pdf/trusteddentist2.pdf

PART 7　修復/補綴・インプラント・アライナー矯正治療における IOS の応用

1．公益社団法人日本口腔インプラント学会(編)．口腔インプラント治療指針2020　検査法・診断からリスクマネジメントまで．東京:日本口腔インプラント学会，2020．

[監著者紹介]
星 憲幸　Noriyuki Hoshi

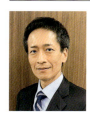

1989年	明治大学工学部卒業 工学士取得
1998年	神奈川歯科大学歯学部卒業
2001年	神奈川歯科大学 顎口腔機能修復科学講座 補綴学分野 助手
2010年	博士（歯学）号取得（神奈川歯科大学）
2011年	神奈川歯科大学 顎口腔機能修復科学講座 クラウンブリッジ補綴学分野 講師
2016年	神奈川歯科大学大学院 歯学研究科 咀嚼機能制御補綴学講座 准教授
2021年	神奈川歯科大学 教育企画部 教授 副部長
2024年	神奈川歯科大学 口腔デジタルサイエンス学分野 教授

〈現在〉
公益社団法人日本補綴歯科学会 代議員、専門医、指導医、広報委員会 副委員長／一般社団法人日本歯科専門医機構 認定補綴歯科専門医／一般社団法人日本デジタル歯科学会 理事、専門医、学術委員会 委員／一般社団法人日本口腔診断学会 理事、認定医、指導医、教科書作成委員会 委員／日本義歯ケア学会 理事、義歯ケアマイスター、総務 委員長、認定制度・認定検討委員会 委員、情報発信ワーキンググループ 委員

〈その他〉
臨床研修指導歯科医
共用試験実施評価機構委員

[著者紹介]（五十音順）
井上絵理香　Erika Inoue

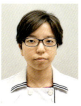

2009年	神奈川歯科大学附属歯科技工専門学校本科卒業
2011年	神奈川歯科大学附属歯科技工専門学校専攻科修了 KDC株式会社入社 （神奈川歯科大学附属病院技工科出向）
2013年	神奈川歯科大学附属病院技工科
2018年	神奈川歯科大学歯学部総合科学講座 助手 神奈川歯科大学附属病院技工科
2021年	神奈川歯科大学歯学部臨床科学系 総合歯科学講座 歯科技工学分野 臨床助手 神奈川歯科大学附属病院技工科
2023年	神奈川歯科大学歯学部臨床科学系 歯科診療支援学講座 歯科技工学分野 診療科助手 神奈川歯科大学附属病院技工科

〈現在〉
一般社団法人日本歯科技工学会 専門歯科技工士／一般社団法人日本デジタル歯科学会 技術認定士

川西範繁　Norishige Kawanishi

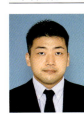

2014年	神奈川歯科大学卒業
2019年	神奈川歯科大学大学院歯学研究科 咀嚼機能制御補綴学修了 博士（歯学）号取得（神奈川歯科大学）
2019年	神奈川歯科大学大学院歯学研究科 口腔統合医療学講座 補綴・インプラント学 助教
2021年	神奈川歯科大学歯学部臨床科学系 歯科補綴学講座 クラウンブリッジ補綴学分野 助教 神奈川歯科大学附属病院デジタル歯科診療科 副診療科長
2023年	神奈川歯科大学歯学部臨床科学系 歯科補綴学講座クラウンブリッジ補綴学分野 講師 神奈川歯科大学附属病院デジタル歯科診療科 診療科長
2024年	神奈川歯科大学歯学部臨床科学系 歯科補綴学講座クラウンブリッジ補綴学分野 講師 神奈川歯科大学附属病院補綴科 クラウンブリッジ診療部門 診療科長

〈現在〉
公益社団法人日本補綴歯科学会 代議員・専門医／一般社団法人日本デジタル歯科学会 代議員・専門医／一般社団法人日本口腔診断学会 認定医／日本義歯ケア学会 義歯ケアマイスター

北道敏行　Toshiyuki Kitamichi

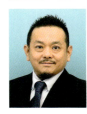

1996年　明海大学歯学部卒業
　　　　明海大学第一口腔外科勤務
2000年　きたみち歯科医院開業

〈現在〉
日本臨床歯科CADCAM学会 会長、指導医／ISCD（国際コンピューター歯科学会）公認国際CERECトレーナー／ドイツVITA社公認 CAD/CAMインターナショナルインストラクター／iTero GP partner Dr／株式会社モリタ CAD/CAMインストラクター／MDSC CAD/CAMインストラクター／白水貿易株式会社 CAD/CAMインストラクター／イボクラール・ビバデントJAPAN CAD/CAMインストラクター／ウルトラデントジャパン プロダクトアドバイザー／厚生労働省 歯科医師臨床研修指導医／広島大学 客員講師（～2018）　など

藤﨑みのり　Minori Fujisaki

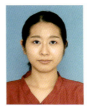

2018年　神奈川歯科大学短期大学部歯科衛生学科
　　　　卒業
2018年　神奈川歯科大学附属病院 勤務
2023年　神奈川歯科大学歯科診療支援学講座
　　　　歯科メンテナンス学 診療科助手

〈現在〉
公益社団法人日本口腔インプラント学会 インプラント専門歯科衛生士

鈴木美南子　Minako Suzuki

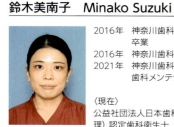

2016年　神奈川歯科大学短期大学部歯科衛生学科
　　　　卒業
2016年　神奈川歯科大学附属病院 勤務
2021年　神奈川歯科大学歯科診療支援学講座
　　　　歯科メンテナンス学 診療科助手

〈現在〉
公益社団法人日本歯科衛生士会 認定分野B（う蝕予防管理）認定歯科衛生士

渡邊真由美　Mayumi Watanabe

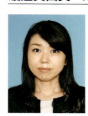

1994年　湘南短期大学歯科衛生学科 卒業
　　　　神奈川歯科大学附属病院 勤務
2002年　神奈川歯科大学附属横浜クリニック
2016年　神奈川歯科大学附属病院
2021年　神奈川歯科大学歯科診療支援学講座
　　　　歯科メンテナンス学 診療科助手

〈現在〉
一般社団法人日本歯科麻酔学会 認定歯科衛生士／公益社団法人日本歯科衛生士会 認定分野B（う蝕予防管理）認定歯科衛生士

表紙デザイン　　鮎川 廉（アユカワデザインアトリエ）
表紙イラスト　　コージー・トマト
本文イラスト　　コージー・トマト／飛田 敏

クインテッセンス出版の書籍・雑誌は、
弊社Webサイトにてご購入いただけます。

PC・スマートフォンからのアクセスは…

歯学書　検索

弊社Webサイトはこちら

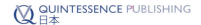

別冊 the Quintessence×歯科衛生士
みるみる理解できる　図解　スタッフ向けIOS入門

2024年12月10日　第1版第1刷発行

監 著 者　　星　憲幸（ほし のりゆき）

著　　　者　　井上絵理香（いのうえ えりか）／川西範繁（かわにし のりしげ）／北道敏行（きたみち としゆき）／鈴木美南子（すずき みなこ）／
　　　　　　　藤﨑みのり（ふじさき みのり）／渡邊真由美（わたなべ まゆみ）

発 行 人　　北峯康充

発 行 所　　クインテッセンス出版株式会社
　　　　　　東京都文京区本郷3丁目2番6号　〒113-0033
　　　　　　クイントハウスビル　電話(03)5842-2270(代表)
　　　　　　　　　　　　　　　　　(03)5842-2272(営業部)
　　　　　　　　　　　　　　　　　(03)5842-2284(編集部)
　　　　　　web page address　https://www.quint-j.co.jp

印刷・製本　　サン美術印刷株式会社

©2024　クインテッセンス出版株式会社　　　　　禁無断転載・複写
Printed in Japan　　　　　　　　　　　　　　落丁本・乱丁本はお取り替えします
ISBN978-4-7812-1042-1　C3047　　　　　　　定価は表紙に表示してあります